JOACHIM BROY

DIE BIOCHEMISCHE HEILMETHODE
DR. MED. WILHELM SCHÜSSLERS

JOACHIM BROY

Die biochemische Heilmethode Dr. med. Wilhelm Schüßlers

KLAUS FOITZICK VERLAG
MÜNCHEN

ISBN 3-929338-03-3
2. Auflage 1995   Klaus Foitzick Verlag, München

© Klaus Foitzick Verlag, München

Druck: Gerber + Bruckmann

Das Werk ist urheberrechtlich geschützt. Die dadurch begründeten Rechte, insbesondere die der Übersetzung, des Nachdrucks, der Entnahme von Abbildungen, der Funksendung, der Wiedergabe auf fotomechanischem Weg und der Speicherung in Datenverarbeitungsanlagen, auch bei nur auszugsweiser Verwertung, bleiben vorbehalten.

Inhaltsverzeichnis

Vorwort 11
Einführung 13

1. Teil
Die biochemische Heilmethode
Dr. med. Wilhelm Schüßlers

Die Lebensdaten Dr. med. Wilhelm Schüßlers 21
Anstoß und Begründung 22
Die Theorie 24
Die Pathogenie 29
Das konstitutionelle Konzept Schüßlers in bezug zur Therapie 43
Abgrenzung der Biochemie zur Homöopathie 49
Darlegungen Schüßlers hinsichtlich seines Vorgehens zur
Ermittlung der Arzneiwirkungen biochemischer Mittel 55
Das therapeutische Denkmodell der biochemischen Heilweise 57
   1. Die homöopathische Zubereitungsform 57
   2. Anwendung und Wirkung kleiner Gaben 58
   3. Praktische Konsequenzen 60
Schüßler zur Frage der weiteren Ergänzungsmittel 62
Die biochemische Diagnose 64
   1. Die Antlitz-Diagnostik 65
   2. Die Zungen-Diagnostik 67
   3. Zuordnungen von Pulsqualitäten zu den Mitteln 69
   4. Die Modalitäten 69
Grundsätze der biochemischen Verordnungsweise 72
Normpotenzen der einzelnen Mittel (nach Dr. Schüßler) 74

2. Teil
Charakteristiken der biochemischen Mittel und die biochemische Therapie nach Schüßler

Charakteristiken der biochemischen Mittel 76
   Nr. 1   Calcium fluoratum 77
   Nr. 2   Calcium phosphoricum 80
   Nr. 3   Ferrum phosphoricum 83
   Nr. 4   Kalium chloratum 87
   Nr. 5   Kalium phosphoricum 89
   Nr. 6   Kalium sulfuricum 92
   Nr. 7   Magnesium phosphoricum 95
   Nr. 8   Natrium chloratum (Natrium muriaticum) 97
   Nr. 9   Natrium phosphoricum 102
   Nr. 10 Natrium sulfuricum 105
   Nr. 11 Silicea 108
   Nr. 12 Calcium sulfuricum 110

Nachwort Schüßlers zu den Charakteristiken 112

Praktische biochemische Therapie 115

Die biochemische Behandlung von Schmerzzuständen 131

Therapiehinweise zu gewissen Symptomen 137

Spezielle und organische Erkrankungen 141

Standpunkt und Ausblick 149

Bibliographie und andere Quellen 151

3. Teil
Ergänzende biochemische Mittel, biochemische Salben und aktuelle therapeutische Beispiele

Ergänzende biochemische Mittel 155
   Fluor und seine Verbindungen mit Natrium und Magnesium 157
      Natrium fluoratum... 159
      Magnesium fluoratum 161
   Calcium chloratum.. 164
   Das Eisen (Ferrum, Fe) und seine Verbindungen mit
   Chlor und Schwefel.. 167
      Ferrum chloratum 169
      Ferrum sulfuricum.. 170
   Die ergänzenden Magnesium-Mittel.. 172
      Magnesium chloratum.. 174
      Magnesium sulfuricum 176

Biochemische Salben.. 178
   Biochemische Salbe Nr. 1   Calcium fluoratum........................... 179
   Biochemische Salbe Nr. 2   Calcium phosphoricum..................... 180
   Biochemische Salbe Nr. 3   Ferrum phosphoricum...................... 181
   Biochemische Salbe Nr. 4   Kalium chloratum 182
   Biochemische Salbe Nr. 5   Kalium phosphoricum 183
   Biochemische Salbe Nr. 6   Kalium sulfuricum 184
   Biochemische Salbe Nr. 7   Magnesium phosphoricum 185
   Biochemische Salbe Nr. 8   Natrium chloratum 186
   Biochemische Salbe Nr. 9   Natrium phosphoricum..................... 187
   Biochemische Salbe Nr. 10   Natrium sulfuricum......................... 188
   Biochemische Salbe Nr. 11   Silicea 189

Therapeutische Beispiele 190
   Die biochemische Behandlung von Streßfolgen........................... 191
   Die biochemische Behandlung von Infekten............................... 194
   Die biochemische Behandlung des Kopfschmerzes 197
   Die biochemische Therapie psycho-somatischer Krankheitsbilder 199
   Die biochemische Behandlung der Schilddrüsenüberfunktion 203

Schlußwort 206

Anhang

Kurze Erklärung kybernetischer Grundbegriffe 210

Die Zeichensymbole 212

Stichwortverzeichnis..213

DIESES BUCH
IST MEINEM VEREHRTEN SCHWIEGERVATER
HERRN WILHELM WINTZEN
GEWIDMET,
DEM UNEIGENNÜTZIGEN FÖRDERER
DER SCHÜSSLERSCHEN BIOCHEMIE,
OHNE DESSEN UNTERSTÜTZUNG UND ANREGUNGEN
DIESES BUCH VERMUTLICH NICHT
ENTSTANDEN WÄRE.

Vorwort

Diesem Buch liegt eine dreiteilige Gliederung zugrunde. Der erste Teil beschreibt die Theorie Dr. med. Wilhelm Schüßlers, dem Begründer der biochemischen Heilmethode.
Im zweiten Teil werden die speziellen Charakteristiken der biochemischen Funktionsmittel in ihrer praktischen Anwendung vorgestellt. Mit einer beispielhaften Darstellung der an die heutigen Bedürfnisse angepaßten und erweiterten biochemischen Therapie endet das Buch.
Die beiden ersten Teile sind nicht als historischer Nachdruck konzipiert worden. Sie verfolgen im wesentlichen den Zweck, zu dokumentieren, was der Begründer der biochemischen Therapie wirklich ausgesagt hat und in welcher Weise er seine Methode interpretierte. Das ist nach den Erfahrungen der letzten Jahrzehnte durchaus nicht mehr selbstverständlich.

Die Texte Schüßlers sind größtenteils über hundert Jahre alt. Sie wurden, wo notwendig, unserem heutigen Sprachgebrauch angepaßt, ohne die Bedeutungsinhalte der Begriffe zu verändern. Dadurch soll die Lesbarkeit seiner Schriften erleichtert werden. Das gleiche gilt für die Schreibweise mancher Worte.

Einige Erklärungen Schüßlers zu den physiologischen Vorgängen sind weggelassen worden, wenn sie veraltet oder überholt sind.
Soweit sie aber seine Schlußfolgerungen oder Gedankengänge belegen, wurden sie mit aufgeführt, auch wenn sie nicht mehr ganz zeitgemäß sind. Es kam dem Verfasser darauf an, ein getreues Bild Schüßlers zu zeichnen.

Manche Indikationen wurden gestrichen, weil die biochemische Behandlung nicht mehr dem neuesten Stand entspricht und sicherere Methoden am Platze sind. Das gilt besonders für die Infektionskrankheiten.

Wieweit die eine oder andere Indikation noch aktuell ist, möge der Leser selbst entscheiden; zumindest als unterstützende Methode ist manches noch brauchbar, denn die Biochemie besitzt den großen Vorzug einer risikolosen Therapie.

Das Literaturverzeichnis ist überwiegend auf die Schüßler'schen Schriften beschränkt und nennt darum keine späteren Ausgaben über die Biochemie.

München, März 1993   Joachim Broy

Einführung

Im März 1873 erschien in der »Allgemeinen Homöopathischen Zeitung« ein Artikel unter dem Titel »Eine abgekürzte Homöopathische Therapie«, verfaßt von **Dr. Wilhelm Schüßler** aus Oldenburg.

Mit dieser Veröffentlichung war eine Heilweise in Fachkreisen bekannt gemacht worden, die Jahre später den Namen **Biochemie** erhalten sollte und heute korrekter als »Biochemie nach Dr. Schüßler« bezeichnet wird.

Schüßler selbst, seit 15 Jahren homöopathischer Arzt, hatte in den 60er Jahren des vergangenen Jahrhunderts ursprünglich nichts anderes im Sinn, als eine neue homöopathische Arzneimittellehre zu schreiben, um einen wesentlichen Kern der Homöopathie, die Mineralstofftherapie, in besonderer Weise aus der großen Zahl der oft noch ungeprüften Arzneimittel herauszustellen und zur Grundlage einer neuen Richtung in der Therapie zu machen.

Schüßler wurde hineingeboren in eine Zeit, die erfüllt war von neuen Ideen und Erkenntnissen, in der sich die wissenschaftliche Medizin des 19. und 20. Jahrhundert bereits ankündigte, während man sich in der letzten Phase des noch einmal aufgeblühten Humoralismus befand. Aus den vielen Äußerungen Schüßlers ist zu erkennen, daß er von diesen Strömungen noch stark beeinflußt war, was selbst in seiner doch »zellularpathologisch« orientierten Biochemie unverkennbar ist.

Es waren im Grund genommen alle Fakten vorhanden, eine solche biochemische Therapie ins Leben zu rufen:

Bichat begründet 1800 die Histologie, und im gleichen Jahr wird auch der Terminus »organische Chemie« von dem Dichter Novalis geprägt. Dieser Ausdruck wird 1808 von Berzelius, der übrigens auch die Katalyse entdeckte, auf die Chemie der Lebewesen angewandt. Humphry Davy gelingt 1807 die Darstellung des Natriums und des Kaliums aus Pottasche und Soda mit Hilfe der Elektroanalyse. 1808 veröffentlichte Dalton sein epochemachendes Werk: »Neues System der chemischen Philosophie«, und gibt die Anregung, die Gesetzmäßigkeit der chemischen Phänomene mittels der Demokritschen Atomtheorie zu interpretieren.

Wöhler gelingt 1828 die erste Synthese eines organischen Stoffes, nämlich des Harnstoffs. Wöhler, Berzelius, Bunsen und Liebig begründeten mit ihren Forschungen die physiologische Chemie bzw. Biochemie, wie sie später heißen wird. Liebig, der sich in der Agrarchemie große Verdienste erwarb, bewies die Lebensnotwendigkeit der großen Nahrungskomponenten: Eiweißstoffe, Fette und Kohlenhydrate. Nach Schleiden und Schwann, den Begründern der Zelltheorie (1839, »Die Zelle ist die wesentliche Einheit jedes Lebewesens«), analysiert und interpretiert der Schweizer Arzt Kollinear die Gewebe des menschlichen Körpers.

Zweifellos davon angeregt und nach dessen Methodik untersucht Virchow erkrankte Gewebe. Virchows Untersuchungen fußten auf der Schwann›schen Theorie, daß die Zelle die kleinste morphologische Einheit und damit ein Elementarorganismus sei. Demgemäß müßten alle grundlegenden Funktionen des Lebens in dieser Zelle zu erkennen und zu beschreiben sein. Nach Virchow gibt es keinen grundsätzlichen Unterschied zwischen Physiologie und Pathologie; Kranksein ist lediglich aus der Norm entgleiste Physiologie.

Die Krönung dieser wissenschaftlichen Forschung, die Zellularpathologie, gab Schüßler den entscheidenden Anstoß zu seiner Biochemie, und hier liegt auch der Ursprung der Schüßlerschen Gedankengänge.

Bei der Beschäftigung mit seiner selbstgestellten Aufgabe bekam er die Arbeiten Moleschotts und Liebigs in die Hände, die sich mit dem Mineralhaushalt der Tiere und Pflanzen befaßten und die auch schon auf Ernährungsfragen eingingen. Schüßler selbst sagte dazu: »Ich habe es unternommen, die Chemie der Gewebe des animalischen Organismus auf das therapeutische Gebiet zu übertragen.«

Schüßler, der außer Virchow auch die Veröffentlichungen Liebigs und Bunges häufig zitiert, beginnt das Vorwort seiner »Abgekürzten Therapie« mit einer Würdigung der Schrift des Physiologen Moleschott vom »Kreislauf des Lebens«.

Dieser spricht erstmals von der Möglichkeit einer funktionellen dynamischen

Kausalität der mineralischen Stoffe. Manche Interpretationen Schüßlers lassen daraus ihre Herkunft deutlich erkennen.

Er hatte sich außerdem mit den 1850 erschienenen Schriften von Beneke befaßt, die vom phosphorsauren Kalk und seiner medizinischen Verwendung handelten.

Das alles waren die Fundamente seiner biochemischen Theorie, die im Jahre 1872 in seiner praktischen ärztlichen Tätigkeit konkrete Gestalt annahm.

Die Ärzteschaft – auch die homöopathische – stand anfangs der Lehre Schüßlers durchaus nicht feindlich gegenüber, und es hat nicht an positiven Urteilen innerhalb der Fachpresse gefehlt, ebensowenig an ärztlichen Verfechtern seiner Lehre.

Unter dem Eindruck der in den 80er Jahren des vergangenen Jahrhunderts beginnenden wissenschaftlichen Entwicklung in der Medizin änderte sich auch ihre Einstellung zu Schüßler. Mit der Gründung der biochemischen Vereine ab 1885 wurde die Biochemie mehr und mehr in Laienkreisen bekannt, und es waren in der Folge die Naturheilkundigen, die sich dieser Heilmethode mit Erfolg annahmen. Wenn man nun sagen wollte, daß dadurch die Biochemie ausschließlich zu einer Populärwissenschaft geworden wäre, würde man der Idee Schüßlers und der biochemischen Heilmethode Unrecht tun.

Natürlich kann man heute die Lehre Dr. Schüßlers nicht mehr nach den Kriterien von 1898 ausdeuten. Die Ausdrucksmittel sind andere geworden. Eine neue Form, eine Synthese ist notwendig zwischen der Herkunft der Biochemie und den Ansprüchen unseres Zeitalters.

Von jeher war einer der fesselndsten Vorgänge auf dem großen Gebiet der allgemeinen Pharmakologie die Frage nach dem Wirkungsmechanismus der Arzneimittel. Besonders wichtig war in diesem Zusammenhang die Frage bei den sogenannten »Außenseitermethoden«, wie auch der Biochemie Dr. Schüßlers. Für sie ist die Erklärbarkeit der Wirkung das erstrebenswerte und notwendige Ziel.

Das griechische Wort **»Bios«** heißt Leben, und **Chemie** ist ein Zweig der Naturwissenschaft, der von den Eigenschaften, der Zusammensetzung und der Umwandlung der Stoffe und ihrer Verbindungen handelt. Biochemie ist mithin die Chemie des Lebens, die Chemie im lebenden Organismus.

Schüßler spricht in seiner grundlegenden Arbeit über Störungen in der Bewegung der Moleküle, die er mit seinen Mitteln zu beseitigen versuchte. Es liegt also ein **qualitatives** Prinzip und in bezug auf die Moleküle **kein quantitativ-substitutionelles Geschehen** vor.

So deuten zahlreiche Beobachtungen darauf hin, daß die Wirkung von Heilmitteln, und zwar sowohl allopathischer als auch biologischer, nicht ausschließlich als eine stofflich-materielle zu deuten ist, sondern mehr im Sinne einer Informationsübertragung, wie sie durch die Kybernetik dargestellt und beschrieben wird. Diese ist eine moderne Forschungsrichtung, die Steuerungs- und Regelungsvorgänge, Systemtheorie u.a. zum Inhalt hat; ein wissenschaftliches Denkmodell, das auch die biologische Selbsterregung einschließt.

Der Organismus des kranken Menschen läßt zunächst eine Störung der physiologischen Selbstregulation erkennen, welche mittels eines Medikamentes zum normalen, den wechselnden Bedingungen entsprechenden Verhalten zurückgeführt werden soll.

Der **kybernetische Denkstil** wird in Zukunft noch mehr als heute neue Aspekte der Physio-Pathologie erschließen. Auch das richtig gewählte biochemische Funktionsmittel muß als ein arzneiliches Signal (Impuls – im Sinne von Anstoß) angesehen werden, das eine Bewegung oder Zustandsänderung in Gang setzt. Auf der Ebene der Gewebe und Zellen sind es in erster Linie Ionenfelder mit streng determinierten Potentialdifferenzen, die das bewirken. Ihre Masse und elektrische Ladung sind die eigentlichen Schalter der Lebensfunktionen.

Nach den Regeln der Kybernetik können dissoziierte Mineralsalze nur aufgrund ihrer Qualität und nicht ihrer Quantität wirksam werden. Eine Voraussetzung ist dabei jedoch unerläßlich: Der mineralische Arzneistoff muß infolge seiner spezifischen Struktur auch als Information erkannt werden und auf einen aufnahmebereiten, d.h. diesbezüglich sensibilisierten Organismus treffen – auf ein deterministisches, zielgerichtetes System. Das potenzierte Mineral-Ion bewirkt nicht selbst die physiologische Zustandsänderung, sondern es erregt die in das natürliche Substrat integrierte autonome Regelung. Gerade dieser Umstand weist dem biochemischen Arzneistoff Signalfunktion zu und reiht die Biochemie in die Naturheilverfahren ein.

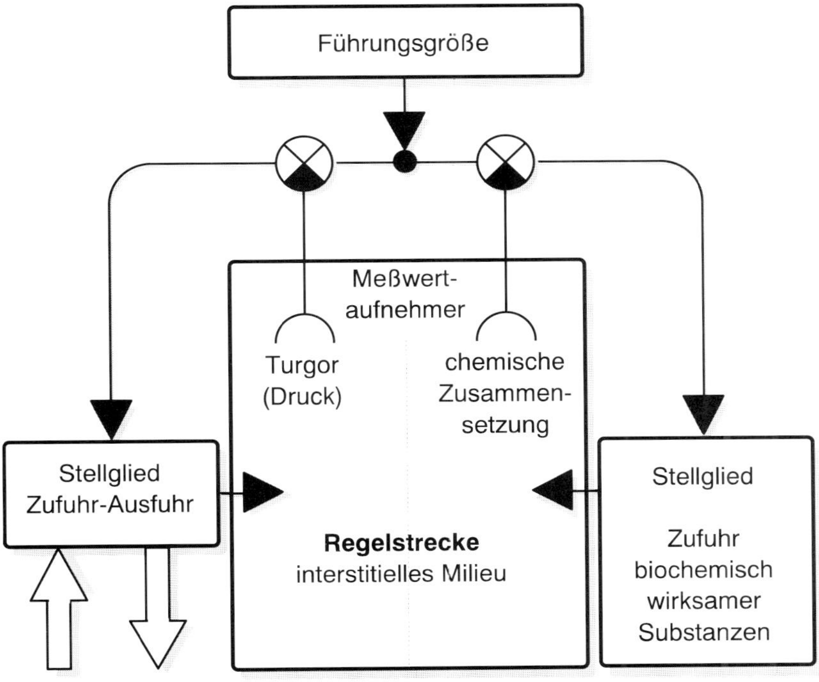

Einführung 17

*Abb. 1
Einfacher Regelkreis mit zwei Meßwertaufnehmern für
Flüssigkeitsdruck und Ionenmilieu
(siehe Anhang S. 210 Kurze Erklärung kybernetischer Grundbegriffe)*

Das Kriterium eines Naturheilverfahrens ist nicht die Herkunft des Medikamentes; denn alle entstammen letztlich der Natur unseres Planeten. Entscheidend für dieses Prädikat ist allein Wirkungsort und Wirkungsweise, die, um diesem Anspruch gerecht zu werden, die natürliche Selbstregulation zum Zielpunkt einer Funktionsänderung hat. Ob ein Stoff die Bezeichnung Medikament verdient, ist allein davon abhängig, ob er grundsätzlich imstande ist, einen gegebenen, aus dem Optimum der Normalität geratenen Zustand zu verändern. Die biochemische Heilmethode hat in 120 Jahren ihre diesbezügliche Qualifikation unter Beweis gestellt. Ob sie im Einzelfalle die erwünschte Hilfe bringt, ist eine Frage, die von der Art der Krankheit, der individuellen Situation des Kranken und dem Können des Behandlers bestimmt wird.

Schüßler hat mit seiner Biochemie einen Anfang gemacht und den Mineralstoff, der auch im gesunden Organismus funktionelle Aufgaben erfüllt, zur Arznei bestimmt. Er hat damit ein entwicklungsfähiges System hinterlassen, von dem er selbst aussagt, daß es »noch nicht perfekt, aber doch perfektibel« ist. Das ist ein Auftrag.

Es sind seit seinem Tode viele neue Erkenntnisse hinzugewonnen worden. Die Absicht des Verfassers war es, in diesem Buch die Ursprünge einer therapeutischen Idee nachzuvollziehen und seinem Begründer Gerechtigkeit widerfahren zu lassen.

1. Teil

Die biochemische Heilmethode Dr. med. Wilhelm Schüßlers

Die biochemische Heilmethode
Dr. med. Wilhelm Schüßlers

Aus dem Vorwort zur ersten Auflage zur »Abgekürzten Therapie« (1874):

> »*Nachdem ich Bruchstücke der vorliegenden Darstellung in einer Fachzeitung hatte erscheinen lassen, erhielt ich von verschiedenen Seiten die Aufforderung, meine Arbeit als ein Ganzes zu veröffentlichen. Indem ich solchen Aufforderungen hiermit entspreche, unterbreite ich diese Schrift dem unbefangenen Urteile der Sachverständigen.*« 2*)

Oldenburg 1874   Dr. Schüßler

Die Lebensdaten
Dr. med. Wilhelm Schüßlers

Geboren am 28. August 1821 in Zwischenahn im Großherzogtum Oldenburg

Medizinstudium von 1853 bis 1857 (Staatsexamen in Oldenburg) Studienorte: Paris, Berlin, Prag

1858 ärztliche Zulassung in Oldenburg

1873 erste Veröffentlichung der biochemischen Heilmethode in Allgemeine Homöopathische Zeitung unter dem Titel »Eine abgekürzte homöopathische Therapie«

1874 1. Auflage »Eine abgekürzte Therapie – gegründet auf Histologie und Cellular-Pathologie«, Oldenburg

Übersetzungen seiner Schrift in Englisch, Spanisch, Italienisch, Portugiesisch

1898 25. Auflage und Tod Dr. Schüßlers

Anstoß und Begründung

»Therapien, welche so lockere Grenzen haben, daß sie zu jeder Zeit neue Arzneimittel aufnehmen und alte entweder beibehalten oder verwerfen dürfen, können nicht diejenige Sicherheit gewähren, welche zum Nutzen der Kranken und im Interesse der Wissenschaft notwendig ist.«

»Eine scharf begrenzte Therapie zu schaffen, ist seit längerer Zeit mein Bestreben gewesen.« 2*)

»In seinem ›Kreislauf des Lebens‹ sagt Moleschott:
Der Bau und die Lebensfähigkeit der Organe sind durch die notwendigen Mengen der anorganischen Bestandteile bedingt. Und darin ist es begründet, daß die in den letzten Jahren erwachte Würdigung des Verhältnisses der anorganischen Stoffe zu den einzelnen Teilen des Körpers, die Würdigung, welche weder hochmütig verschmäht, noch überschwenglich hofft…, und der Heilkunde eine glänzende Zukunft verspricht. Es läßt sich angesichts der eingreifenden Tatsachen nicht mehr bestreiten, daß die Stoffe, die bei der Verbrennung zurückbleiben, die sogenannten Aschenbestandteile, zu der inneren Zusammensetzung und damit zu der formgebenden und artbedingenden Grundlage der Gewebe ebenso wesentlich gehören wie die Stoffe, welche die Verbrennung verflüchtigt. Ohne leimgebende Grundlage kein wahrer Knochen, ebensowenig ein wahrer Knochen ohne Knochenerde [Calciumsalze], kein Knorpel ohne Knorpelsalz, oder Blut ohne Eisen…
Aus Luft und Erde ist der Mensch gezeugt. Die Tätigkeit der Pflanzen rief ihn ins Leben. In Luft und Asche zerfällt der Leichnam, um durch die Pflanzenwelt in neuen Formen neue Kräfte zu entfalten.
Die obigen Worte haben mich veranlaßt, eine biochemische Therapie zu gründen.« 3*)

»In der Folge meiner diesbezüglichen Forschungen ist eine Zellular- und Molekulartherapie entstanden, deren Werkzeuge diejenigen anor-

ganischen Substanzen sind, welche im animalischen Organismus als natürliche Funktionsmittel wirken.« 2*)

Im März 1873 macht Schüßler bei seiner Erstveröffentlichung seiner Methode folgende Angaben dazu:

»*Die Grundlage meiner Forschungen waren die Histologie, die darauf bezügliche Chemie, die anorganischen Bestandteile der Gewebe und die physiologischen Wirkungen oder Funktionen dieser Bestandteile.*« 2*)

»*Im ersten Kapitel … bespreche ich chemisch-physiologische Tatsachen, die vor dem Entstehen meiner Therapie schon bekannt waren. Ich habe dieselben gesammelt, meinem Zweck gemäß geordnet und dargelegt.*« 7*)

»*Die Bezeichnung ›Biochemie‹ habe ich gewählt, weil meine Mittel, Kranken verabreicht, die in* **lebenden** *Geweben vorhandenen chemischen Störungen vermöge chemischer Affinität ausgleichen.*« 7*)

Die Theorie

»Die Wissenschaft fängt an, wenn der Geist sich des Stoffes bemächtigt.«

Wenn dieser Ausspruch Humboldts heute noch Gültigkeit besitzt, darf man die Arbeit Schüßlers mit Fug und Recht auch eine wissenschaftliche nennen. Es ging ihm ja nicht nur darum, eine neue Behandlungstheorie vorzustellen, sondern sie auch wissenschaftlich zu begründen. Der Spielraum wissenschaftlichen Erkenntnismaterials, der ihm zu seiner Zeit zur Verfügung stand, war jedoch nicht sonderlich groß.

Man kann diesem einsamen Kämpfer nur höchste Anerkennung zollen, der es unternahm, den Mineralstoffwechsel aus den Resultaten wissenschaftlicher Grundlagenforschung des 19. Jahrhunderts sowie anhand seiner ärztlichen Erfahrung aufzuklären und zu einem kategorischen Arzneimittelsystem zu machen.

Es ist nicht uninteressant, ihm bei seinen Überlegungen zu folgen und dadurch sein Denkmodell kennenzulernen, das die Lebensvorgänge auf der untersten Organisationsebene, die der Zellen und Gewebe, zum Gegenstand hat. Es ist auch die Ebene des Lebens in der frühen Evolution, im Stadium des Überganges vom Einzeller zu den mehrzelligen Organismen, bei dem das Problem der Information und Kommunikation zu lösen war und nur relativ einfache Regelungsmöglichkeiten zur Verfügung standen.
Dazu boten sich in erster Linie die bereits vorhandenen Mineralstoffe an, die teils direkt, teils indirekt als führender Bestandteil spezifischer Botenstoffe diese Aufgabe zu übernehmen hatten.

Die Natur, auch die der höher differenzierten Lebewesen wie die des Menschen, hat diese Zeit nicht aus dem Gedächtnis verloren. Offensichtlich war es die unter den gegebenen Umständen bestmögliche Lösung, die weiter zu optimieren auf dieser Lebensstufe weder erreichbar noch notwendig war.

> *»Das Leben der Menschen und Tiere ist von der physiologisch richtigen **Bewegung** der Moleküle abhängig, aus denen ihre Organismen zusammengesetzt sind. Der Mensch und das Tier bestehen aus Mineralstoffen, Wasser, Zucker, Fett und eiweißartigen Substanzen. Die Mi-*

neralstoffe sind die physiologisch-chemischen Beherrscher der zuletzt genannten Stoffe, denn durch die ersteren sind der Bau und die Lebenstätigkeit der Zellen bedingt.« 8*)

»Die anorganischen Bestandteile der Gewebe sind: schwefelsaures Natrium, schwefelsaures Kalzium, schwefelsaures Kalium, phosphorsaures Natrium, phosphorsaures Kalzium, phosphorsaures Kalium, phosphorsaures Magnesium, phosphorsaures Eisenoxyd, Chlorkalium, Chlornatrium, Kieselsäure, Fluorcalcium und kohlensaure Salze.

Die oben genannten Stoffe sind die Baumaterialien **und** die Funktionsmittel der Gewebe.

Baumaterial sind sie durch ihre Masse [Quantität], *Funktionsmittel durch ihre Qualität.*« 2*)

»Das Blut enthält das Material zu sämtlichen Geweben resp. Zellen des Körpers. Das Material gelangt durch die Wandungen der Kapillaren in die Gewebe, um die Verluste zu decken, welche die Zellen beim Stoffwechsel erleiden.« 3*)

»Wenn mittels der Speisen und Getränke, die der Mensch genießt, auf dem Verdauungswege dem Blute ein Ersatz für die Verluste geliefert wird, welche es durch Abgabe von Ernährungsmaterial an die Gewebe erleidet; wenn in den Geweben das Ernährungsmaterial in erforderlichen Quantitäten und an den richtigen Stellen vorhanden ist, und keine Störung in der Bewegung der Moleküle eintritt, so gehen der Anbau neuer und die Zerstörung alter Zellen sowie die Abfuhr unbrauchbarer Stoffe normal vonstatten, und das betreffende Individuum befindet sich im Zustande der Gesundheit.« 3*)

»Im gesunden Blut stehen die Mineralstoffe zueinander und zu den organischen Stoffen in bestimmten quantitativen Verhältnissen.
Jeder Überschuß wird per Schub über die Grenze gebracht. Die Nieren haben die Aufgabe, dies zu besorgen.« 13*)

»Das Blut [enthält außer den organischen Stoffen]… *Chlornatrium (Kochsalz), Chlorkalium, Fluorcalcium, Kieselsäure (Silicea), Eisen, Kalk, Magnesia, Natron und Kali. Die letzteren sind an Phosphorsäure*

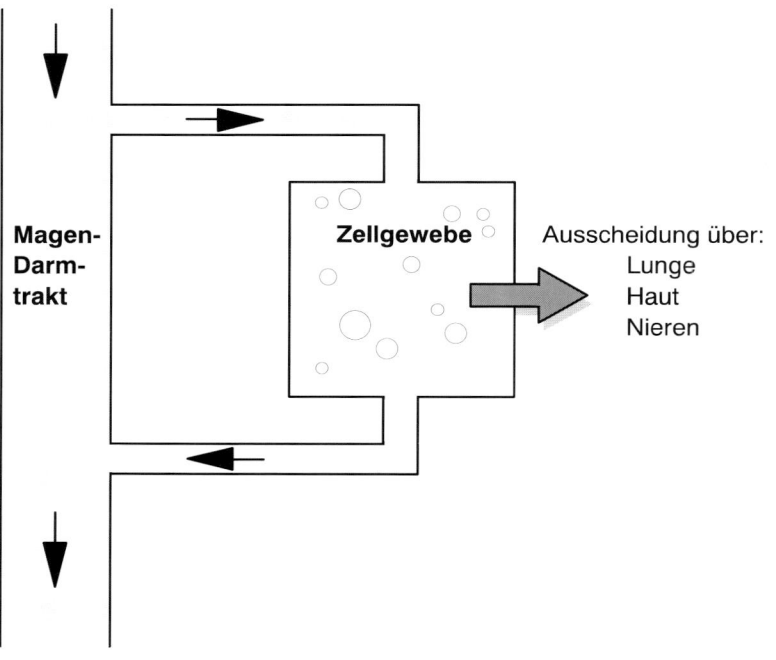

Abb. 2
Der Organismus – ein offenes Fließsystem

respektive Kohlensäure und Schwefelsäure gebunden. *Natronsalze sind im Blutwasser, Kalisalze in den Blutkörperchen vorherrschend.*

Schwefel und Phosphor sind im Organismus nicht frei, sondern als integrierende Teile organischer Verbindungen vorhanden. Phosphor ist in den Lecithinen und Nucleinen enthalten.

Schwefel [ist Bestandteil der Eiweiße] *…und wird durch den eingeatmeten Sauerstoff zu Schwefelsäure oxydiert, welche sich mit den Basen der kohlensauren Salze, unter Ausscheidung der Kohlensäure, zu schwefelsauren Salzen verbindet.«* 3*)

»Die Schwefelsäure ist ein Produkt der Oxydation des Eiweißes. Eine Verminderung der Schwefelsäurebildung in den Geweben kann nur ein Folge der Verminderung der Sauerstoffaufnahme des Organismus sein. Nimmt der Organismus zu wenig Sauerstoff in sich auf, so kann er erkranken. Die Ursache der betr. Krankheit ist anderswo zu suchen, auf einen **direkten Mangel an Schwefelsäure** *kann sie nicht zurückgeführt werden.*

Die Schwefelsäure muß im Zustande ihres Entstehens mit Kali, Kalk und Natron unschädliche Verbindungen eingehen, weil sie als freie Säure die Gewebe schädigen würde.
Auch freie Phosphorsäure würde die Gewebe schädigen.« 4*)

»Bei der Spaltung [der organischen Substanzen im Stoffwechsel] *werden Mineralstoffe frei. Diese dienen dazu, Defekte zu decken, welche die Zellen durch ihre Funktion oder durch pathogene Reize erlitten haben; auch dienen sie, namentlich der phosphorsaure Kalk, zur Anregung der Zellenbildung.*

Bei der rückschreitenden Metamorphose der Zellen werden die organischen Stoffe derselben schließlich in Harnstoff, Kohlensäure und Wasser umgewandelt. Indem diese Endprodukte mit den freigewordenen Salzen die Gewebe verlassen, machen sie den auf einer niedrigeren Verwandlungsstufe stehenden organischen Stoffen Platz, damit auch diese ihr Endschicksal erreichen. Die Erzeugnisse der Rückbildung werden mittels der Lymphgefäße, des Bindegewebes und der Venen zur Gallenblase, zu den Lungen, zu den Nieren, zu der Harnbla-

se, zu der Haut geschafft und mit Urin, Schweiß, Fäces etc. aus dem Organismus entfernt.

Diejenigen Mineralstoffe hingegen, welche infolge der rückschreitenden Zellenmetamorphose frei werden, verlassen durch die Ausscheidungswege den Organismus.« 3*)

»Ein kleines, sich der Wahrnehmung entziehendes Defizit an einem Mineralstoff in einem Gewebe kann ja eine Krankheit bedingen. Ein in einem Gewebe vorhandenes Plus kann nur durch ein Minus, welches ein **anderes** Gewebesalz betrifft, bedingt sein.

Da die Leber und die Nieren … für die konstante Zusammensetzung des Blutes sorgen, so kann ein Plus nicht als etwas Primäres in einem Gewebe entstehen. Während die Niere alles Überschüssige und Fremde hinausbefördert, revidiert die Leber alles, was ins Blut eintreten will. Die Funktionen der Leber werden, wie die der Niere, ausgelöst und geregelt durch Anstöße, die direkt von den Bestandteilen des Blutes ausgehen.« 4*)

Die Pathogenie

> *»Kommen Fälle vor, wo die Leber und die Niere ihre regulatorische Pflicht zum Vollen zu erfüllen nicht imstande sind, so kann in den Interzellularflüssigkeiten ein Nährmaterial entstehen, in welchem die organischen Stoffe nicht in richtiger Proportion enthalten sind.*
>
> *Wenn ein solches Nährmaterial seiner unrichtigen Zusammensetzung wegen nicht dem physiologisch-chemischen Geschmacke (sit venia verbo) der Zellen zusagt, so bestreben diese sich, das ihnen nicht Konvenierende abzustoßen.*
>
> *Ein Plus an einem organischen Stoffe **außerhalb** der Zelle ...kann eine krankmachende Ursache sein; ein Minus an einem **unorganischen** Salze **innerhalb** der Zelle ist das Wesen der Krankheit.*
>
> *Wenn die Zellen bei der Funktion des Abstoßens das betreffende Funktionsmittel – ein unorganisches Salz – ganz oder z.T. verbrauchen, ohne daß ein Ersatz sich einfindet, so entsteht selbstverständlich ein Defizit daran, also eine pathogene Veränderung der Zellen, d.h. das Wesen der Krankheit.*
>
> *Im obigen Falle ist das betreffende Plus des unrichtig zusammengesetzten Nährmaterials in den Interzellularflüssigkeiten die krankmachende Ursache.*
>
> *Das Defizit an einem Mineralstoffe in erkrankten Zellen verhält sich also zu der Proportionsstörung der organischen Stoffe wie Wirkung zu Ursache.«* 10*)

Zur Pathogenese und biochemischen Therapie äußert sich Schüßler in einem Beispiel wie folgt:

> *»Wenn die Funktion der zuleitenden Bindegewebsröhren* [Unter Bindegewebsröhren ist der von der Grundsubstanz erfüllte Raum zwischen den Bindegewebszellen und Fasern zu verstehen.] *des Knochengerüstes unter die Norm herabgestimmt ist, so empfängt der betreffende Knochen oder Knochenteil zu wenig Ernährungsmaterial*

(kohlensauren Kalk), und demzufolge entstehen z.B. die sogenannte englische Krankheit (Rachitis), der Schädelschwund (Kraniotabes) usw. Ist die Funktion der ableitenden Bindegewebsröhren des Knochengerüsts vermindert, so verzögert sich die Abfuhr desjenigen phosphorsauren Kalkes, welcher ein integrierender Bestandteil der verbrauchten Knochenzellen war. Demzufolge entstehen Knochenauftreibungen. Zwei entgegengesetzte Krankheitszustände: Verminderung und Vermehrung der Knochenmasse, sind durch ein und dasselbe Mittel, den phosphorsauren Kalk, heilbar, weil dieser das Funktionsmittel der Bindegewebszellen ist…

Häufen sich Abfuhrprodukte in dem Bindegewebe der Lymphdrüsen, so entstehen Drüsenschwellungen…

Der phosphorsaure Kalk muß … auch das Heilsalz der … Scrofulosis sein.«[1]

Interessant in diesem Zusammenhang ist die Interpretation der Kausalität »unter die Norm herabgestimmt«. Die ›Stimmung‹ ist ein Terminus der vitalistischen Theorie von Hallers (18. Jahrhundert), die als Grundlage der Lebenserregung die Sensibilität und Irritabilität beschreibt. Unter dem Begriff »Umstimmungstherapie« haben sich Fragmente davon bis heute erhalten. Es ist nicht ganz unberechtigt, diese Lehre als Vorläufer einer »biologischen Informationstheorie« anzusprechen.

»Der phosphorsaure Kalk ist ein Funktionsmittel der Bindegewebsröhren. Wenn die Moleküle desjenigen phosphorsauren Kalkes, welcher in den zuleitenden Röhren des bindegewebigen Knochengerüstes enthalten ist, eine Störung ihres Gleichgewichtes (mit konsekutivem Verluste von Molekülen) erlitten haben, so stockt die Zufuhr von Knochenmaterial, und es entsteht Rachitis.« 17*)

»In dem Nährboden der Knochen eines an Rachitis leidenden Kindes ist infolge einer Bewegungsstörung der Moleküle des phosphorsauren Kalkes ein Manko an diesem Salze entstanden. Das für die Knochen

---

[1] Aus dem offenen Brief an Prof. Bock, 1862 – zitiert nach Lindemann. 18*)

bestimmte Quantum phosphorsauren Kalkes, welches seinen Bestimmungsort nicht erreichen kann, würde im Blute einen Überschuß bilden, wenn es nicht mit dem Harn ausgeschieden würde; denn die Nieren haben die Aufgabe, für die richtige Zusammensetzung des Blutes zu sorgen, also jeden fremdartigen Stoff und jeden überschüssigen Bestandteil zu entfernen.« 3*)

Schüßler hatte danach eine konkrete Vorstellung davon, welcher Art ein »Defizit« eines Mineralstoffes in einem Gewebe darstellt. Daß er auf die Umstände, die dazu führen, nicht näher eingeht, darf man einem Manne, der vor über hundert Jahren seine Schriften verfaßte, wohl nachsehen. Der Begriff »Zellrezeptoren« war damals noch nicht geboren und nicht einmal dem Namen nach bekannt. Er ahnte intuitiv, daß in diesem Falle eine bloße Verabreichung des phosphorsauren Kalkes nicht zum Ziele führen könne, was noch nicht einmal in heutiger Zeit zum allgemeinen Selbstverständnis gehört, wie das einschlägige Schrifttum gelegentlich beweist.

»Nachdem die Molekularbewegungsstörung in dem betreffenden Nährboden mittels minimaler Gaben phosphorsauren Kalkes ausgeglichen wurde, kann der überschüssige phosphorsaure Kalk in die normale Strömung gelangen und die Heilung der Rachitis demgemäß sich vollziehen.« 3*)

»Die Biochemie bezweckt die direkte Korrektion der von der Norm abgewichenen physiologischen Chemie.« 8*)

»Die Infinitesimalgaben von Kalk ... entsprechen zwar nicht, ihrer Qualität nach, dem Mangelquantum, sie regen aber den Organismus zu seiner natürlichen Tätigkeit an, aus den kalkhaltigen Nahrungsmitteln den Kalk zu entnehmen, dessen er bedarf. Die Verabreichung von Calcarea hat also hier (wie auch in anderen Fällen) eine physiologische Begründung.« 17*)

Die Frage, ob eine biochemische Therapie im Sinne Schüßlers überhaupt sinnvoll ist, angesichts der Allgegenwart der von ihm verwendeten Substanzen, beantwortet er selbst folgendermaßen:

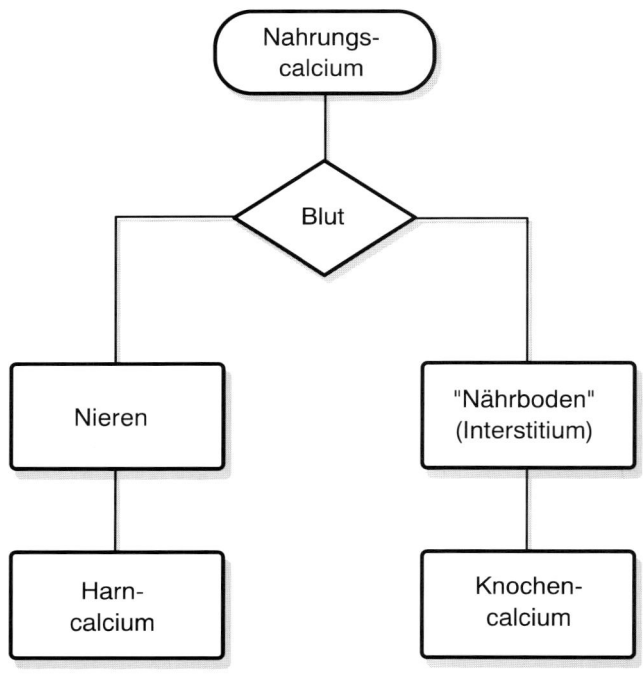

Abb.3
Verwertung des Nahrungscalciums nach Schüßler

Die Pathogenie

»Einige Ärzte haben gegen das biochemische Heilverfahren einen Einwand erhoben…
Sie sagen: ›Da alle Mineralstoffe, deren die Biochemie sich bedient, in den Nahrungsstoffen enthalten sind, welche der Mensch in seinen Magen und Darm einführt, so sind die biochemischen Mittel ja überflüssig, es müssen ja die in den Nahrungsmitteln enthaltenden Mineralien die Krankheiten heilen können, um so mehr, als die Kranken große Quantitäten davon bekommen.‹

Wer so denkt, läßt die folgenden Verhältnisse außer acht:

1. Die in den Nahrungsmitteln naturgemäß enthaltenen Mineralien sind mit den Eiweißkörpern derselben organisch verbunden.

2. Die Eiweißkörper und die damit organisch verbundenen Mineralien gelangen vom Darm aus auf dem Wege der Pfortader und der Leber ins rechte Herz usw.

3. Vom arteriellen Blut aus in die Gewebe gelangt, dienen sie den gesunden, jungen Zellen als Material zum Wachstum.

4. Die freien Moleküle eines zu therapeutischem Zwecke verabreichten Mineralstoffes gelangen, wie oben angegeben, auf dem kürzesten Wege ins Blut, um in den pathogen veränderten Zellen die Deckung eines Defizits an dem betr. Mineralstoffe zu bewirken.« 8*)

Diese Aussage könnte den Eindruck erwecken, Schüßler beabsichtigte, mit potenzierten biochemischen Gaben ein Defizit zu substituieren. Wenn man seine Schriften sorgfältig liest, erfährt man mehrfach, daß dies nicht der Fall ist.
Eine Bemerkung (aus dem Zusammenhang herausgegriffen):

»*…bedenkt man, daß die Stoffteilchen eines biochemischen Mittels im Krankheitsherde Molekularbewegungen vollführen, in deren Folge pathogen gestörte Molekularbewegungen **geregelt** werden sollen.*« 3*)

Der Kommentar Schüßlers deutet einiges an, was zu seiner Zeit kaum in diesem Zusammenhange diskutiert wurde, wahrscheinlich sogar als unglaubwürdig erachtet wurde.

34   Die Pathogenie

Wir wissen zwar heute, daß für Mineralstoffe (wie im übrigen auch für Vitamine) die fermentative Aufschließung und die Darmpassage durchaus nicht so problemlos sind, wie es auf den ersten Blick scheint. Es ist immer nur ein unterschiedlich großer Anteil, der ins Blut gelangt, selbst wenn offensichtliche Mangelzustände vorliegen.

Für Eisen liegt er im Durchschnitt bei ca. 10%, wobei 2wertiges 10 mal besser resorbiert wird als 3wertiges.

Während der Schwangerschaft kann sich die Quote verdoppeln, was beweist, daß es sich um einen aktiven, energiebeanspruchenden Prozeß handelt.

> »Von den anorganischen Salzen des animalischen Organismus, welche den Wassergehalt der Gewebe regulieren, nämlich Chlorkalium, Chlornatrium und die drei schwefelsauren Salze, wirkt ein jedes nur in dem ihm von der Natur angewiesenen Gebiete.« 17*)

Der Terminus »biologische Information« existierte damals noch nicht. Schüßler war sich aber sicher, daß die in der Homöopathie übliche Arzneiaufbereitung das Problem meistern könne. Diese Inspiration hat sich später in der Praxis als richtig herausgestellt.

Schüßler spricht wiederholt von »freien Molekülen« seiner biochemischen Arznei (siehe Punkt 4). Wenn man unterstellt, daß er damit Ionen meint, die ihm ja bekannt waren, äußert er mit diesen Worten eine interessante Theorie.

Es ist nicht auszuschließen, daß die potenzierte Substanz des biochemischen Mittels bzw. dessen geringe Konzentration die Chemorezeptoren als freie Ionen »unterläuft«, auf diese Weise die kybernetischen Regelkreise anstößt und die Verwertungsblockaden aufhebt. In Form einer Regelaufschaltung auf den Ist- oder Sollwert ist das aus Gründen der geringen Quantität weniger wahrscheinlich. Wesentlich naheliegender ist der Informationsweg von der Führungsgröße zum Regler. Er besitzt immerhin zwei Schwachstellen: den Codierungs- und Decodierungsvorgang. Auch die nervöse Übertragung dazwischen wäre zu diskutieren.

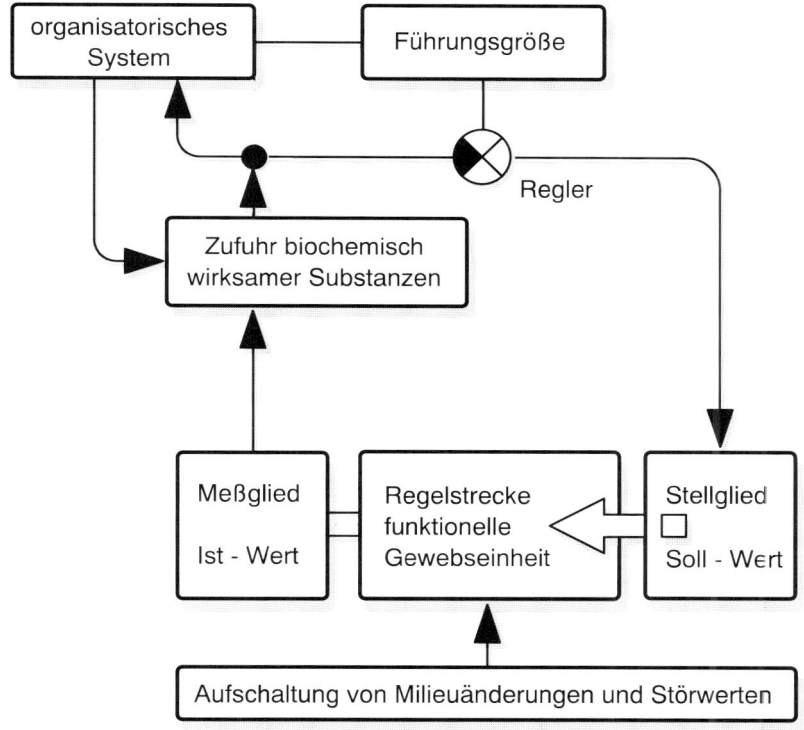

Abb. 4
Kybernetisches Modell einer biochemischen Funktionseinheit

Es sind diesbezügliche praktische Erfahrungen immer wieder gemacht worden, die eine solche Hypothese stützen.
Ein Beispiel dafür sind die Mittel Nr.5 Kalium phos. und Nr.7 Magnesium phos., die von praktizierenden Biochemikern, ihrer Universalität wegen, oftmals als letzte Nothelfer dienen müssen.
Gerade zu diesem Thema bieten sich eine Menge Argumente an, wofür allerdings an dieser Stelle nicht der rechte Ort ist.

An dieser Stelle wird es Zeit, die von Schüßler immer wieder gebrauchten Termini ›Defizit‹ und ›Manko‹ zu definieren.
In der späteren Literatur wurden diese Ausdrücke einfach mit »Mangel« übersetzt; darunter wiederum »ungenügende Zufuhr« verstanden. Selbstverständlich haben weder Schüßler noch seine Nachfolger die Vermutung gehegt, mittels der potenzierten resp. verdünnten biochemischen Arznei die Mineralzufuhr aus der Nahrung komplettieren zu können und so einen allgemeinen Nährsalzmangel zu beseitigen.

Grotesker weise wurde sogar verschiedentlich – bereits zu Schüßlers Zeiten – die Forderung laut, die Biochemie den diätetischen Methoden zuzuordnen. So sehr sich Schüßler auch gegen diese Unterstellung immer wieder verwahrte, war sie nicht auszurotten. Daran hat sich bis heute nur wenig geändert. Sie war auch mit Anlaß zur Abfassung dieses Buches.

Schüßler, der nachweislich über hervorragende Sprachkenntnisse verfügte, ist dieser unzulässigen Verallgemeinerung nicht unterlegen.

Defizit
lat. deficere, bedeutet: ausfallen, schwinden, abnehmen.

In der biochemischen Terminologie: eine relative Veränderung der Mineralstoff-Verteilung, örtliche Abwesenheit, Nichtverfügbarkeit und dadurch bedingte funktionelle Normabweichung.
Heute zu ergänzen: Maskierung oder Inaktivierung metallabhängiger Enzyme, unter Umständen durch ein zweites Metallion.

Manko
entstammt dem italienischen Sprachgebrauch »manco« und bedeutet: schwach, gebrechlich, verstümmelt (wurde früher auch für »bankrott machen« gebraucht).

Dieser Ausdruck wurde von Schüßler verwendet, wenn ein an sich vorhandener Mineralstoff die ihm zustehende Wirkungsweise nicht wahrnimmt. Eine nähere Erklärung dazu macht er nicht, was zu seiner Zeit auch nicht gut möglich war.

Das Wort **Verlust** ist eindeutig und braucht nicht definiert zu werden. Es bezieht sich immer auf sein Fließsystem-Modell und wurde im vorangegangenen Text von ihm als Folge der Substanzverluste durch den Stoffwechsel begründet.

Die medizinischen Bestrebungen in der Therapie des 19. Jahrhunderts waren im Gegensatz zu den vorangegangenen sehr viel mehr in solidar-pathologischer Hinsicht bestimmt und damit zwangsläufig auf die Erforschung organischer Krankheiten gerichtet. Das wiederum hatte folgerichtig zur Konsequenz, daß auch in der Therapie nach krankheitsspezifischen, organbezogenen Arzneimitteln geforscht wurde. Dieser Trend hat die medizinische Wissenschaftstheorie bis in unsere Tage geprägt.

Im Zuge dieser Entwicklung erschien nun Schüßler mit einem Therapiekonzept, das enger als jedes andere mit den physiologischen Abläufen in den Grundgeweben korrelativ verbunden war und somit von diesem Kurs abwich (nicht zuletzt auch von dem seiner homöopathischen Ärztekollegen). So prallten unterschiedliche Doktrinen aufeinander, die von beiden Seiten leidenschaftlich in die Diskussion eingebracht wurden.

> *»Unter spezifischer Wirkung verstehe ich die physiologisch-chemische Beziehung eines Salzes zu einer bestimmten Zelle oder organischen Grundsubstanz. Eine Spezifität zwischen einem Heilmittel und einem Organ oder Organelle, z.B. zur Leber, Niere, Gehirn usw., kann ich mir nicht vorstellen, weil die genannten Organe aus Zellenterritorien verschiedener Art bestehen.«*[2]

An anderer Stelle erwidert Schüßler auf einen entsprechenden Einwand,

> *»…daß es sich nicht um die Namen der Krankheiten handelt, daß vielmehr bei einer Gewebstherapie nur die Gewebe und deren Funktionsstörungen in Betracht kommen.«* 18*)

---
[2] Aus: Allg. homöop. Ztg. 91, Bd. Nr.7 – Zitiert n. Platz, *S.70.* 17*)

38   Die Pathogenie

Mit einem anderen Argument sah sich die biochemische Lehre von Anfang an konfrontiert, dem nicht so leicht zu begegnen war und das zu widerlegen selbst in heutiger Zeit nicht einfach ist:

Wie kann eine Therapie mit so geringen Mengen einen Heileffekt erzielen, da doch die angewendeten Substanzen in weitaus größerer Menge in den täglich aufgenommenen Nahrungsmitteln enthalten sind.. Eine überzeugende, speziell auf die Schüßlersche Biochemie gerichtete wissenschaftliche Forschung hat in der Vergangenheit nur ansatzweise stattgefunden. Andererseits erlauben neuere Erkenntnisse im biologisch-physikalischen Bereich sowie der Kybernetik sehr wohl Argumente vorzubringen, die als Erklärung angeführt werden könnten. Die Homöopathie steht diesbezüglich vor dem gleichen Problem. Antworten auf diese Frage sind dennoch nicht leicht zu finden, wenn sie mehr sein sollen als reine Spekulation.

Da sich dieses Buch keine lückenlose Wissenschaftstheorie der in Frage stehenden Heilmethode zum Ziel gesetzt hat, muß die Diskussion darüber noch verschoben werden.

Lassen wir daher die Aussagen Schüßlers zu diesem Thema folgen.

> *»Wenn etwa die **organische** Grundlage einer Zelle eine Einbuße an **organischem** Material erlitt, so würde ein solches Defizit sich nicht durch Symptome bemerkbar machen können. Die Mineralstoffe der Zellen vermitteln die Funktion derselben. Sie sind die Seele der Zellen. Ihr Fehlen veranlaßt Krankheitserscheinungen. – Die **organischen** Stoffe sind daher als therapeutische Flickmittel der Zellen ausgeschlossen.*
>
> *Die im Blutserum enthaltenen Mineralstoffe stammen aus zwei Quellen. Sie sind integrierende Teile der Zellen resp. des Eiweißes gewesen. Die aus der rückschreitenden Metamorphose der Zellen hervorgegangenen verlassen als Bautrümmer mit dem Harn den Organismus. Diejenigen aber, welche von dem Eiweiß infolge der Spaltung desselben durch den Sauerstoff sich getrennt haben, dienen als Flickmaterial der Zellen, die durch einen pathogenen Reiz einen unorganischen Stoff verloren haben. Die Produkte der Spaltung des Eiweißes sind: leimgebende Substanz, Schleimstoff, Keratin und Elastin. Diese*

sind voneinander und vom Eiweiß bezüglich ihres mineralstofflichen Gehalts verschieden. Es müssen daher während der Spaltungsvorgänge Mineralstoffe freigeworden sein. Die letzteren sind die natürlichen Flickmittel der Zellen. Als solche können sie spontane Heilung vollführen. – Vollziehen diese sich nicht, so ist eine Anregung dazu mittels biochemischer Heilmittel erforderlich.

Die zu Heilzwecken anzuwendenden biochemischen Mittel, welche den Blutsalzen homogen sind, treten, wie bekannt, durch das Epithel der Mundhöhle in das Blut.

Die Moleküle eines biochemischen Mittels vollführen im Krankheitsherde Molekularbewegungen, in welche Teilchen eines homogenen Blutserum-Mineralstoffes hineingeraten. Auf solche Weise wird den defekten Zellen ein Flickmaterial verschafft.« 13*)

»Die gewöhnlichen Nahrungsmittel der Menschen enthalten in genügenden Mengen in den organischen Substanzen alle Mineralstoffe, deren ... der Mensch zu seiner Ernährung und seinem Gedeihen bedarf.
Das Eisen, welches zu Ernährungszwecken bestimmt ist, kann nur in seinen natürlichen Verbindungen mit den organischen Stoffen der Nahrungsmittel in das Blut treten.
Ein gleiches gilt von den Calcium-, Natrium-, Magnesium- und Kaliumphosphaten, nebst Fluor und Kieselsäure.
Chlor und Natrium gehen im Organismus aus einer Spaltung des mit den Speisen zugeführten Kochsalzes hervor.
Was die Schwefelsäure betrifft, so ist ihre Menge durch das Quantum des im Organismus zur Oxydation gelangten Eiweißschwefels bedingt und bestimmt.« 13*)

»Der gesunde Mensch kann aber trotz guter Naturalverpflegung erkranken, wenn ein pathogener Reiz ihm einen Teil eines seiner Mineralstoffe entzogen hat. Dafür ist ein Ersatz erforderlich.« 13*)

»Wenn ein pathogener Reiz eine Zelle berührt, so wird ihre Funktion dadurch anfangs verstärkt, weil sie sich bemüht, den Reiz abzusto-

40 Die Pathogenie

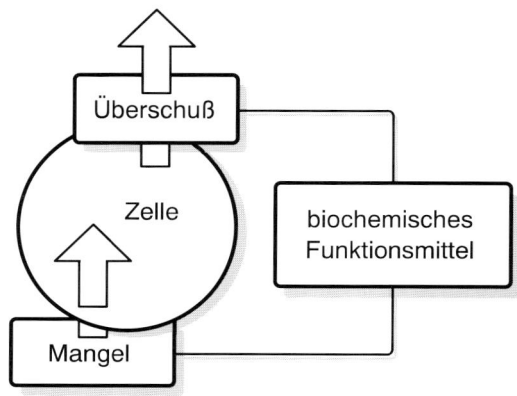

*Abb. 5
Funktionsmodell der biochemischen Mittelwirkung
nach Schüßler*

ßen. Verliert sie infolge dieser Tätigkeit einen Teil ihrer mineralischen **Funktionsmittel**, so ist sie pathogen verändert (›das Wesen der Krankheit ist die pathogen veränderte Zelle‹, sagt Virchow).

Ist das Funktionsmittel, welches sie im Kampfe mit dem pathogenen Reize verloren hat, z. B. Chlorkalium, so hat sie auch ein entsprechendes Quantum Faserstoff verloren, weil **Chlorkalium** und Faserstoff [Fibrinogen-Fibrin] in physiologisch-chemischer Beziehung zu einander stehen.

Hat die Zelle im Kampfe mit dem pathogenen Reize Calciumphosphat verloren, so hat sie auch ein entsprechendes Quantum Eiweiß verloren, weil Calciumphosphat und Eiweiß sich zu einander verhalten wie Chlorkalium zum Faserstoff. Ein Faserstoffexsudat setzt daher ein Defizit an Chlorkalium, ein Eiweißexsudat ein Defizit an Calciumphosphat in den Zellen voraus, die in der unmittelbaren Nähe des betr. Exsudates sich befinden.« 3*)

Die Pathogenie 41

In der biochemischen Therapie spielen verschiedene Formen der Schleimhautexsudate in diagnostischer und therapeutischer Hinsicht eine Hauptrole. Das ist im übrigen auch in der modernen allgemeinen und speziellen Therapie nicht viel anders.
Schüßler gibt dazu folgende Erklärung ab:

> »Solange in einem Zellen-Komplexe, welchem ein eiweißartiger Stoff als Grundlage dient, die Moleküle des Chlorkalium richtig funktionieren, bleibt der erstere an das letztere gebunden. Wird das Gleichgewicht in der Bewegung der Moleküle des in Rede stehenden Salzes gestört, so wird ein entsprechendes Quantum des eiweißartigen Stoffes frei und gelangt, wenn die Örtlichkeit gestattet, nach einer freien Oberfläche. Ist es dort angelangt, so bezeichnet man es mit dem Namen ›plastisches Exsudat‹.
> Daß ein solches Exsudat dem Gewebe oder Zellenkomplexe und nicht den im Blut enthaltenen eiweißartigen Stoffen entstammt, wie früher geglaubt wurde, ist durch Experimente konstatiert worden.« 6[*])
>
> »Ist einem Gewebe phosphorsaures Eisen entzogen worden, so muß ein gleichnamiges Salz in minimaler Menge durch das Epithel und durch die Wandungen der Kapillaren der Mundhöhle in das Blut treten.
>
> In Betreff der übrigen Zell-Mineralien lese man die diesbezüglichen Charakteristiken [der biochemischen Arzneimittel].« 3[*])

Die Darstellungen Schüßlers entsprechen teils den physiologischen Theorien seiner Zeit, teils greifen sie auf ältere Vorstellungen zurück:

a) Er postuliert demgemäß eine dem gesunden Gewebe gegenüber erhöhte Attraktion des kranken bzw. im Defizit befindlichen Gewebes, hinsichtlich aller lebensnotwendigen Ergänzungsstoffe.

Diese Ansicht ist uralt und wurde bereits von Galen geäußert. In gewissem Sinne besitzt sie auch heute noch Gültigkeit.

b) Der Begriff »selbsttätige Bewegung« wurde früher im Sinne von Lebenserscheinung/Lebensäußerung definiert. Schüßler will damit zu Ausdruck bringen, daß die dem lebenden Substrat eigentümliche Selbstorganisation der Lebensabläufe wieder zur Geltung verholfen wird.

c) Für die Medizin in der 1. Hälfte des vorigen Jahrhunderts besaßen sowohl Stoffwechselendprodukte (Schlacken) als auch Krankheitsstoffe beinahe identische Eigenschaften, da sie einen teils spezifischen, teils unspezifischen Reiz auf die Gewebe des Organismus ausübten.

Diese Reizbarkeit war von physiologischer Notwendigkeit, weil dadurch spezielle Vorgänge der Neutralisierung und Eliminierung in Gang gesetzt wurden.

Trotz häufiger Berufung Schüßlers auf die Naturforscher seiner Zeit war er doch noch sehr von den Denkmodellen der sich ihrem Ende zuneigenden Humoralpathologie beeinflußt. Als begeisterter Verehrer Virchows interpretierte er die Zellularpathologie im humoralpathologischen Sinne, wie aus den vorangehenden Ausführungen unschwer ersichtlich ist.

Das konstitutionelle Konzept Schüßlers in bezug zur Therapie

Schüßler hat an keiner Stelle Mittelkonstitutionen beschrieben oder ihre Erstellung empfohlen. An den wenigen Stellen, an denen er diesen Terminus gebraucht, bezieht er sich auf Blut- resp. Zellkonstitutionen. Erst in späterer Zeit wurden biochemische Gesamtkonstitutionen ins Leben gerufen, die aber am Wesen der Biochemie vorbeigehen und ihrem Konzept widersprechen. Teils liegt dieser Vorgehensweise ein Mißverständnis zugrunde, teils ist es einfach Willkür und konstitutionelles Unverständnis.

Ältere Autoren empfahlen z.B. das Natr.sulf. zur Behandlung der hydrogenoiden Konstitution. Ein Mittel, das bei einer bestimmten Konstitution hilfreich ist, muß noch lange kein Konstitutionsmittel sein, das ganz andere Kriterien erfüllen muß. Die geringe Zahl der zur Verfügung stehenden Mittel würde dazu nicht ausreichen; die Biochemie wäre überfordert. Außerdem hätte es zur Konsequenz, dem obengenannten Natr. sulf. ausschließlich eine Eignung für die hydrogenoide Konstitution zuzugestehen. Das wiederum widerspricht jeglicher Erfahrung.

Schüßler empfiehlt daher dieses Mittel gegen die Hydrämie, die nicht einmal das ursächliche Faktum dieser Konstitution darstellt. Es handelt sich hierbei nämlich um eine vermehrte Wasseransammlung im interstitiellen Raum.

Die Wirkebene dieser Heilmethode ist die unterste und ursprünglichste des Lebens, sogar unter Ausschluß des höher differenzierten Substrates. Konstitutionen hingegen haben einen recht komplizierten Entstehungsmodus, an dem viele Faktoren höherer Ordnung beteiligt sind.

Schüßler verwendet den Terminus »Konstitution« in seiner buchstäblichen Bedeutung, im Sinne von »Verfassung«, während man in der Neuzeit darunter die Ganzheit der Person versteht. Er anerkennt die einzelne Zelle als die kleinste Ganzheit eines Organismus, die in ihrer funktionalen Wesensart ein offenes Fließsystem darstellt, das in ständiger Wechselwirkung mit seinem Lebensmilieu steht. Die Gesamtverfassung einer Zelle setzt sich nach Schüßler aus der substantiellen Struktur **und** der auf das Ganze bezogenen

Funktionalität zusammen. In der heutigen Zeit würden wir dafür die Bezeichnung »Systemzustand« anwenden.

Daß Schüßler auch die Existenz von individuellen »Zellkonstitutionen« annimmt, geht aus wenigen Bemerkungen hervor, wobei er die biochemischen Salze als die Zelle konstituierende Stoffe bezeichnet. (u.a. 3*)

Für die Therapie fordert er geradezu ihre Einbeziehung:

> »Die Konstitution der Zelle ist durch die Zusammensetzung ihres unmittelbaren Nährbodens bedingt, wie das Gedeihen der Pflanze durch die Beschaffenheit des im Bereiche ihrer Wurzelfasern befindlichen Bodens. Die Leber hat mit den Nieren die gemeinsame Aufgabe zu erfüllen, für die konstante Zusammensetzung des Blutes zu sorgen.
>
> Trotz normaler Konstitution des Blutes kann aber in dem unmittelbaren Nährboden eines Zellenkomplexes, d. h. in der zwischen den Zellen befindlichen Ernährungsflüssigkeit, ein Defizit an einem Salze mit konsekutiver Störung der Molekularbewegung vorhanden sein. Diese Störung kann den Eintritt eines Ergänzungssalzes aus dem Blute in die betr. Intercellularräume verhindern.«

In der heutigen Zeit werden gelegentlich Stimmen laut, welche eine ähnliche Ansicht vertreten. Preuß[3] gesteht der einzelnen Zelle nicht nur konstitutionellen Charakter, sondern sogar ein Grundbewußtsein zu, das er sehr folgerichtig und widerspruchsfrei darstellt.

Außer bei der Benennung einer Zellkonstitution gebraucht Schüßler auch beim Blut die Bezeichnung »Blutkonstitution«.

> »Wenn an mehreren bindegewebigen Bildungsstätten der Blutkörperchen der phosphorsaure Kalk nicht genügend vorhanden ist, so geht die Entwicklung junger Zellen mangelhaft oder gar nicht vonstatten. Da die gesund gebliebenen Blutkörperchenbildungsstätten die voll-

---

[3] Prof. Dr. Fritz Preuß: Der Aufbau des Menschlichen. Verlag Paul Parey, Hamburg und Berlin, 1987.

> ständige Deckung des durch das Absterben alter Blutkörperchen entstandenen Verluste nicht bewerkstelligen können, so entwickelt sich allmählich eine Blutkonstitution, welche Blutblässe, Anämie, Chlorosis genannt wird. Ihr Heilmittel muß natürlich phosphorsaurer Kalk sein.
>
> *Wenn aber die Blutblässe dadurch bedingt ist, daß bei normaler Zahl von Blutzellen die Färbung derselben sich verzögert, so ist das Eisen als Heilsalz erforderlich.«*[4]
>
> *»Eine Veränderung der Nahrung hat eine Veränderung der Blutkonstitution zur Folge.«* 12*)

Dem Zitat ist zu entnehmen, daß Abweichungen der Blutkonstitution nicht grundsätzlich pathologisch gedeutet werden müssen, sondern individuell oder artspezifisch sind.

Nicht nur die Ernährung kann die Blutkonstitution des Individuums beeinflussen, nach seiner Auffassung haben Änderungen der Ernährungsbedingungen auch an der Evolution der Lebewesen mitgewirkt, insbesondere an der Entwicklung der Raubtiere.

Schüßler übernimmt diese These offensichtlich von Moleschott. In seinem Buch »Lehre von den Nahrungsmitteln« (1858) ist zu lesen:

> *»Was die Erde und das Wasser in ihren zahllosen Abstufungen der Gestalt und Mischung erzeugen, das äußert seinen Einfluß auf die Nahrung der Menschen. Ich befürchte nicht mehr anzustoßen, wenn ich die Nahrung selbst als eine der wichtigsten Quellen aller Verschiedenheit unseres Geschlechts bezeichne. Aber um so kräftiger muß ich hier betonen, daß kein Einfluß vereinzelt dasteht in der Geschichte unseres ewig werdenden Lebens.«*
>
> *»Immer wiederholt sich die kreisende Wechselwirkung, die den Menschen von allen Seiten mit der Natur verbindet. Die Verschiedenheit,*

---

[4] Aus einem offenen Brief an Prof. Bock, 1862 – zitiert nach Lindemann 18*)

> welche die Abstufungen jener Wechselwirkung hervorbringen, erzeugt die Eigentümlichkeit des einzelnen Menschen.«[5]

Diese These geht in ihren Anfängen bis ins Altertum zurück, ist bei Galen ausführlich dargestellt, aber auch in der hippokratischen Schriftensammlung ansatzweise beschrieben.

In der humoralmedizinischen Ära spielten die Nahrungsqualitäten eine wichtige Rolle, da ihnen essentielle Einwirkungen auf den Stoffwechsel und die Mischung der Säfte zugeschrieben wurden. Desgleichen waren sie mitbestimmend bei der Ausprägung des Temperamentes, das als Oberbegriff individuellen Menschseins verstanden wurde und dem sich auch die Konstitution unterordnete.

Nahrungs- und Arzneistoffe wurden dabei nicht streng voneinander getrennt. Diese zweifellos höhere Bewertung wird von ziemlich allen Autoren der traditionellen Medizin bestätigt. An der Schwelle zur Neuzeit wurde dann die qualitative Betrachtungsweise der Ernährung zunehmend von einer quantitativen, an reinen Inhaltsstoffen orientierten abgelöst. Die heutigen Probleme der mangelhaften Nahrungsqualität infolge der Anreicherung von toxischen Fremdstoffen ist möglicherweise auf diesen Wandel des historischen Denkmodells zurückzuführen; letztlich ein Wechsel von der Vernunft zum Verstand.

Für die Biochemie hatte diese neue Denkweise schwerwiegende Folgen. Sie wurde zunehmend quantitativ beurteilt. Wurden in den Anfängen manifeste Mangelzustände durch Nahrungsumstellung behandelt, folgte nun, in selbstverständlicher Manier, die Substitution mittels konzentrierter, teils raffiniert aufbereiteter chemischer Stoffe. Letztlich dadurch entstand die Kluft zwischen dem Schüßlerschen **Funktionsmittel** und dem modernen **Substitutionsmittel,** in dem zweifellos »mehr drin ist«. Ob dieses Argument genügend stichhaltig ist, muß angezweifelt werden.

Schüßler war in erster Linie Pragmatiker und daher auch kein Vertreter der klassischen Homöopathie. Er wurde stark durch v. Grauvogls Konstitutions-

---

[5] Jac. Moleschott: Lehre der Nahrungsmittel, 3. Auflage, Verlag Ferdinand Enke, 1858

theorie beeinflußt und suchte nach dessen Vorbild nach einer Einteilung in Nutritions- und Funktionsmittel, wobei die allgemeinen konstitutionellen Gegebenheiten des Menschen bei der Mittelwahl eine gewisse Rolle spielten.

> »Die begleitenden Symptome und die konstitutionellen Verhältnisse der betr. Kranken müssen bei der Wahl der Mittel den Ausschlag geben.« 3*)

Die konstitutionellen **Verhältnisse** zu berücksichtigen heißt noch nicht, daß die Mittel Konstitutionsmittel darstellen, wie in späteren Jahren bis in unsere Zeit immer wieder behauptet wurde. Bei den wenigen biochemischen Mitteln, von denen nach Schüßlers Interpretation dazu noch einige ausscheiden (Calc.fluor. – Ferrum phos. – Kal.chlor. – Kal.sulf. – Magn.phos.), wäre das Angebot etwas spärlich. Außerdem gibt es keine Konstitution, die nicht grundsätzlich jedes Mittel der Reihe in einem Krankheitsfalle benötigen würde. Die Verfechter einer biochemischen Konstitutionslehre können sich jedenfalls nicht auf Schüßler berufen, der ausschließlich seine Mittel als Funktionsmittel bezeichnete. Sie müssen sich sagen lassen, daß nach übereinstimmendem Sprachgebrauch mit dem Begriff der Konstitution keine manifesten Krankheitszustände bezeichnet werden. Und gerade um diese ging es Schüßler in seinem Heilsystem (siehe auch das Kapitel Diagnose).

Die Bestimmung von Partialkonstitutionen war noch im vorigen Jahrhundert allgemein üblich, z.B. bei Puchelt.[6] Die Ursprünge sind in der klassischen Humoralpathologie zu suchen und finden sich bereits in der Hippokratischen Schriftensammlung.

Die Kenntnis dieser Zusammenhänge ist die Voraussetzung zur Einsicht in den des Schüßlerschen Konstitutionsbegriffs. Das Unverständnis seiner Methode gegenüber ist nicht zuletzt auf diesem Umstand begründet. So geriet er in den Verdacht, eine konstitutionelle Mangelsituation mittels geringster Arzneigaben zu substituieren.

Dieser Sachverhalt hat in späteren Jahrzehnten zu der irrtümlichen Auffas-

---

[6] Dr. Friedr. August Benjamin Puchelt: Das System der Medicin, 2.Tl. Bd.1, Heidelberg 1827

sung geführt, die biochemischen Arzneimittel wären Nutritionsmittel. Schüßler hat nie behauptet, seine biochemischen Arzneimittel wären Konstitutionsmittel, sondern ausnahmslos die Bezeichnung »Funktionsmittel« gebraucht, die Molekularbewegungsstörungen zu korrigieren vermögen. Selbstverständlich schließt dieser Umstand nicht aus, konstitutionell bedingte Funktionsstörungen zu behandeln, wozu auch andere Arzneimittel in der Lage sind.

> »*Überall dort, wo im animalischen Organismus Zellen sich bilden sollen, müssen als organische Stoffe Eiweiß, eiweißartige Substanzen, Fett und Zucker und als anorganische Stoffe Chlorkalium, Eisen, Kochsalz, phosphorsaures Kali, phosphorsaurer Kalk usw. vorhanden sein.*
> *Die organischen Stoffe dienen den zu bildenden Zellen als Grundlage, die anorganischen Salze bestimmen die* **Form** *und die* **Funktion**.«11*)

Dieser letzte Satz Schüßlers ist in sofern bedeutsam, daß der Autor die Grundelemente der konstitutionellen Definition, Form und Funktion, bereits der einzelnen Zelle zuordnet. Auf die Gesamtkonstitution des Menschen wird in logischer Weiterführung dieses Postulates durch Induktion geschlossen.

Abgrenzung der Biochemie zur Homöopathie

Biochemische und homöopathische Arzneimittel haben zwei Merkmale gemeinsam: die Potenzierung nach dem Hahnemannschen Dezimalsystem und die durchweg minimalen Gaben. Aus dieser Tatsache entstand die irrige Auffassung, die auch heutzutage noch gelegentlich vertreten wird, die Schüßlersche Biochemie sei nichts weiter als eine abgekürzte Homöopathie oder eine ihrer Untergruppen.

Diese – wie gesagt – irrige Auffassung fand lange genug eine scheinbare Bestätigung dadurch, daß es an grundlegenden Erkenntnissen bei der wissenschaftlichen Erforschung der Biochemie fehlte. Von einigen bescheidenen Ansätzen abgesehen, stagnierte die Forschung im Sinne der Schüßlerschen Biochemie durch Jahrzehnte hindurch, so nötig sie gerade für diese Heilweise gewesen wäre, um sie dynamisch zu erhalten.

Schüßler und die früheren Biochemiker bezogen einen erheblichen Teil ihres Wissens um die physiologische Chemie aus ihren Erfahrungen am Krankenbett, eine zu damaliger Zeit durchaus akzeptable und keineswegs unwissenschaftliche Methode. Nach und nach aber wurde das biochemische Mittel immer mehr nach einzelnen Krankheitssymptomen verordnet, wobei zu seiner Findung die deckungsgleiche Gesamtsymptomatik im Vordergrund stand, ein Verfahren, wie es der Homöopathie eigentümlich ist.

Diese Art der Mittelfindung allein wird jedoch der Biochemie nicht gerecht. Darum ist nicht verwunderlich, daß mit fortschreitender »Homöopathisierung« die Erfolgsquoten zurückgingen und schließlich denen anderer biologischer Heilmethoden weit nachstanden. Kennzeichnend dafür ist auch die Tatsache, daß anstatt des Schüßlerschen Terminus »Charakteristik« für den Wirkungsmodus des einzelnen Mittels sich die homöopathische Bezeichnung »Mittelbild« einbürgerte.

Dem Biochemiker darf die Symptomatik nur dazu dienen, den pathologischen Biochemismus des individuellen Elektrolyt-Haushalts zu ermitteln, um so das geeignete biochemische Mittel aufzufinden. Dabei kann sich unter

Abgrenzung der Biochemie zur Homöopathie

Umständen ein ganz anderes Mittel als notwendig erweisen als das für das gegebene Symptom zunächst naheliegende.

Der Symptomenkomplex, der auch das Heilmittel kennzeichnet, erarbeitet in sorgfältigen, speziellen Arzneimittelprüfungen, ist das besondere Kennzeichen der Homöopathie.

Da es sich bei biochemische Mitteln um stets gegenwärtige, körpereigene Substanzen handelt, meldete Schüßler Zweifel an, daß diese typische Symptome im gesunden Organismus hervorzurufen in der Lage sind, wie es für die Erstellung eines homöopathischen Mittelbildes unabdingbar wäre.

»Einige Ärzte haben die Behauptung aufgestellt, die biochemischen Mittel müßten an gesunden Personen geprüft werden, und aus den mittels solcher Prüfungen gewonnenen Symptomen müßten die Indikationen sich ergeben. Das ist grundfalsch. Die Indikationen der biochemischen Mittel müssen aus der physiologischen und pathologischen Chemie hergeleitet resp. durch die Ergebnisse ihrer Anwendung gegen Krankheiten bestimmt werden.

Wer wird glauben, daß man mittels Zellensalze, in großen oder kleinen Gaben gesunden Personen gereicht, Krankheitszustände erzeugen könne, die mit einem Puerperalfieber, einem Typhus, einem Gelenkrheumatismus, einem Wechselfieber, einem Hygroma patellae usw. Ähnlichkeit haben?« 3*)

»Ich habe meine Mittel an Kranken, nicht an Gesunden geprüft, weil ich sie nicht nach dem similia similibus [dem homöopathischen Grundsatz] verwerten wollte. Das Prüfen war kein planloses. Ich bediente mich chemisch-physiologischer Anhaltspunkte.« 7*)

»Wer von kleinen Gaben reden hört, denkt gewöhnlich sofort an Homöopathie.
Da einige von den Mitteln, welche die Hahnemannianer anwenden, zu den anorganischen Salzen gehören, die im animalischen Organismus vorhanden sind und daselbst als natürliche Funktionsmittel wirken; und da in betreff der Indikationen, nach denen diese Mittel angewendet werden, zwischen den Hahnemannianern und mir eine völlige

*Übereinstimmung obwaltet, so üben die Hahnemannianer gerade so wie ich in Anwendung dieser Mittel eine direkte Biochemie, mittels homogener Stoffe, aus. Dadurch aber, daß sie in **einigen** Fälle **homogene**, in **anderen** Fällen **heterogene** Mittel gebrauchen, erweist sich ihr Heilverfahren bald als eine direkte, bald als eine indirekte Biochemie.*

In den Fällen, z.B. wo sie Natrium muriaticum, Calcaria phosphorica und Silicea anwenden, üben sie eine direkte Biochemie, denn diese Substanzen sind natürliche Funktionsmittel der Gewebe. – In dem Falle aber, wo sie das vegetabilische Mittel Aconit zum Zwecke der Heilung einer Reizungshyperämie verabreichen, üben sie eine indirekte Biochemie aus.« 6*)

Die Theorie Schüßlers, die er im folgenden Text weiter ausführt, erklärt die Wirkung pflanzlicher Arzneistoffe der Homöopathie als »Wirkung dieser Substanzen auf den biochemischen Mechanismus der Zellen und Gewebe«, was sich kaum bestreiten läßt.

Wirkstoffe können nur dort ansetzen und zu arzneilicher Wirkung gelangen, wo sie auch aufgenommen werden – an sog. Rezeptormolekülen. Dabei spielt allein die Form und Struktur der Substanz eine Rolle. Der Rezeptor ist gewissermaßen das »Schloß«, in das der Schlüssel namens »Wirkstoff« passen muß. Die Oberfläche der Arzneisubstanzen ergibt sich aus seiner Struktur. Wenn die Rezeptor-Forschung zur Zeit auch noch nicht abgeschlossen ist, kann dennoch festgestellt werden, daß Schüßler mit seiner Behauptung wahrscheinlich Recht behalten wird.

Das würde aber auch bedeuten, daß Zellen Stoffe nicht auf dem Wege chemischer Analyse erkennen, sondern nur über ihre Oberflächenstruktur. Ersterer Fall ist sowieso unwahrscheinlich. Glaubhafter ist, daß sie eine Membranwirkung ausüben. Diese muß man Elektrolyten aber ebenfalls zugestehen.

Ob Arzneistoffe gewaltsam die Zellmembran überwinden können, würde die Frage aufwerfen, ob sie dann überhaupt noch Heilmittel sind.

Die Konsequenzen, die sich daraus ergeben, sind derzeit noch nicht abzuschätzen.

Abgrenzung der Biochemie zur Homöopathie

> »Gegner haben behauptet, daß diejenigen von meinen Mitteln, welche vor Begründung der Biochemie bereits ärztlicherseits in Anwendung gebracht wurden, z. B. Silicea, Calciumphosphat etc., nicht biochemische Mittel seien. Mit gleichem Rechte oder vielmehr Unrechte könnte auch behauptet werden, daß alle vor Hahnemann gebrauchten Arzneien ausschließlich der Allopathie angehören. Die Sache verhält sich aber so:
>
> Der Grundsatz, nach welchem ein Mittel gewählt wird, drückt diesem sein Gepräge auf. Ein nach dem Ähnlichkeitsprinzip gewähltes Mittel ist ein homöopathisches, ein Mittel aber, welches den Mineralstoffen des Organismus homogen ist und dessen Anwendung sich auf die physiologische Chemie gründet, ist ein biochemisches.
>
> Ein Homöopath, welcher Silicea anwendet, verfährt unbewußt biochemisch. Die Silicea kann in gesunden Personen keine Symptome erzeugen, auf deren Grund sie nach dem Ähnlichkeitsprinzip gegen Krankheiten angewandt werden könnte. Die Homöopathen wählen sie auf Grund empirisch gewonnener Heilsymptome. So verfahren sie auch bezüglich der anderen Zellenschmelz, die sie vor Begründung der Biochemie angewandt haben.
>
> Mein Heilverfahren ist aber kein homöopathisches, denn es gründet sich nicht auf das Ähnlichkeitsprinzip, sondern auf die physiologisch-chemischen Vorgänge, welche im menschlichen Organismus sich vollziehen. Durch mein Heilverfahren werden Störungen, welche in der Bewegung der Moleküle der unorganischen Stoffe des menschlichen Organismus entstanden sind, mittels homogener Stoffe direkt ausgeglichen, während die Homöopathie ihre Heilzwecke mittels heterogener Stoffe indirekt erreicht.« 3*)

Zur Frage der homöopathischen Arzneimittelprüfung (die Schüßler wie bereits erwähnt für seine Mittel in Frage stellte) äußert er sich dahingehend, daß Arzneisymptome nur bei Menschen auftreten, bei denen der Organismus zu dieser Krankheit disponiert sei, möglicherweise die Krankheit während der Prüfung dem Menschen bereits innewohnt.

In der Tat sind die in Erscheinung tretenden Symptome unter den Probanden sehr verschieden verteilt; manche treten nur bei wenigen Prozent der Teilnehmer auf; gelegentlich erscheinen überhaupt keine. Als langjähriger Homöopath war ihm diese Tatsache sicher bekannt. Seine Deutung einer aktuellen Krankheitsdisposition können wir wohl nicht teilen. Es könnte sich jedoch um eine genetische Determination handeln, die dabei zutage tritt. Das würde auch erklären, warum dabei Symptome an sehr unterschiedlichen Systemen auftreten.

Das ist ein nicht uninteressanter Aspekt, der den Wert der Arzneimittelprüfung keineswegs einschränkt, sondern im Gegenteil erweitert. Schüßler mußte an der korrekten Definition der Prüfung am Gesunden sehr gelegen sein, bezog er doch einen Teil seiner Charakteristiken auch aus dieser Quelle. Mangels Kenntnis genetischer Vorbestimmtheit – sie waren zu seiner Zeit noch nicht im notwendigen Umfang bekannt – versuchte er das dispositionelle Moment als Erklärung des Phänomenes heranzuziehen.

Seine Biochemie sollte vielmehr als Erweiterung durch Einbeziehung wissenschaftlicher Erkenntnisse verstanden werden. Eine Identität beider Methoden bestritt er allerdings energisch.

> *»Die Wahl des Ferrum phosphoricum entsprach nicht nur dem Ähnlichkeitsgesetze, sondern auch den Grundsätzen der biochemischen Gewebstherapie. Der in Rede stehende Fall* [ein Heilungsbericht des Arztes Dr. Mossa] *zeigt daher, daß Homöopathie und Gewebstherapie kongruieren können. Es ist die Möglichkeit ausgeschlossen, daß mit der Zeit die Homöopathizität der biochemischen Therapie ans Licht treten wird.«*

An dieser Stelle sei auch erwähnt, daß Schüßler nachgesagt wurde, daß durch seine Heilmethode alle anderen entbehrlich würden. Die Textstellen weisen aus, daß dies auf einem Mißverständnis beruht. (Siehe dazu Lindemann 18*)

> *»…man würde der Biochemie Unrecht tun, wollte man sie als ein oppositionelles, selbständiges Heilverfahren, das alles andere überflüssig macht, bezeichnen; es hieße das, die Biochemie in eine völlig schiefe Stellung zu bringen.*

Abgrenzung der Biochemie zur Homöopathie

Es ist selbstverständlich, daß die Biochemie – wie auch Homöopathie und Allopathie – die chirurgischen Operationen nicht überflüssig macht und das die Kranken, welche biochemisch resp. homöopathisch oder allopathisch behandelt werden, unter den Bedingungen einer angemessenen Ernährung ... sich befinden müssen.

Jede Heilmethode erfordert die Erfüllung der notwendigen Lebensbedingungen: Licht, gute Luft, richtige Temperatur, richtige Naturalverpflegung usw.

Die Biochemie ist noch nicht perfekt, sie ist aber perfektibel und wird mit der Zeit perfekt werden.

Wenn Ärzte, die auf den Gebieten der physiologischen Chemie und pathologischen Anatomie sich gründliche Kenntnisse erworben haben, mir beim Ausbau meines Werkes behilflich sein wollten, so würden ihre Beiträge mir sehr willkommen sein.« 4*)

»...Die Gebiete der anorganischen Funktionsmittel sind von mir auf den parallelen Wegen der Theorie und Praxis gefunden worden.« 17*)

Darlegungen Schüßlers hinsichtlich seines Vorgehens zur Ermittlung der Arzneiwirkungen biochemischer Mittel

Im März 1873 macht Schüßler bei der Erstveröffentlichung seiner Methode folgende Angaben dazu:

> »Um möglichst sichere Indikationen zu bekommen, unternahm ich ein vergleichendes Studium der betreffenden Pathogenesien.« 17*)
>
> »So wie ich durch Vergleichung der Symptome des Schwefels mit denen des Kali carbonicum die Symptome des Kali sulphuricum fand, so gewann ich die Indikationen des Kali phosphoricum, indem ich die gleichlautenden Symptome des Phosphors und des kohlensauren Kali zusammenstellte.« 2*)
>
> »Nachdem ich mir bei solcher Arbeit ein Indikationsschema angefertigt hatte, führte ich die gedachten Mittel nach und nach in meine Praxis ein. Ich erzielte Erfolge und – bei unrichtiger Wahl – Mißerfolge. Die Berücksichtigung der in Virchows Zellularpathologie enthaltenen histologischen Data führten zur Rektifizierung meines Systems.
> Seit einem halben Jahr operiere ich nur mit den im Nachstehenden genannten Arzneisubstanzen.« 17*)

Seine homöopathische Vergangenheit hat Schüßler also weder geleugnet noch abgewertet.

> »Um für die 12 Mittel, welche ich oben genannt habe, Indikationen zu finden, unternahm ich ein vergleichendes Studium der in der Hahnemannschen Arzneimittellehre und in einigen anderen Werken pharmakodynamischen Inhalts verzeichneten Pathogenesien der betr. anorganischen Stoffe.« 3*)

Schüßler hat keineswegs, wie oft geäußert, die Wahl der angewandten Potenzen willkürlich gewählt.

56 Ermittlung der Arzneiwirkungen biochemischer Mittel

Wie Platz 17*) schreibt, geht aus seinen brieflichen Arzneibestellungen hervor, daß er die verschiedensten Potenzen von der 1. bis zur 30. Centesimalpotenz in der Praxis anwandte und erprobte. Silicea verwandte er anfangs ausschließlich in der D 30.

Das therapeutische Denkmodell der biochemischen Heilweise

1. Die homöopathische Zubereitungsform

Entgegen vieler Vorwürfe gegen die Schüßlersche Biochemie, sie würde versuchen, mit hochverdünnten Mitteln einen generellen Mangelzustand zu beheben, macht das folgende Kapitel offenbar, daß die Vorstellung Schüßlers vom Wirkungsmodus seiner Biochemie in anderer Richtung lief.

»Die pathogen veränderten Zellen, d. h. die Zellen, welche ein Defizit an einem ihrer Mineralien erlitten haben, bedürfen einer Deckung mittels eines homogenen Mineralstoffes.

Eine solche Deckung kann spontan, d. h. durch das Heilbestreben der Natur, sich vollziehen, indem aus den Zwischenräumen der Zellen [dem Interstitium] die erforderlichen Stoffe in die Zellen eintreten.

Zögert die spontane Heilung, so ist eine therapeutische Hilfe notwendig. Zu diesem Zwecke verabreicht man die betr. Mineralstoffe in Molekularform.« *3)

»Durch die Verreibung der Arzneistoffe mit Milchzucker sollen die Moleküle der ersteren allseitig freigemacht werden.« 6*)

»Alle in Wasser unlöslichen Stoffe müssen bis auf mindestens die sechste Stufe der decimalen Verdünnungs-Skala gebracht werden; die in Wasser löslichen können auch in niedrigeren Verdünnungen durch die erwähnten Epithelzellen treten.« 3*)

Schüßler hielt es für möglich, daß durch die ungewöhnlich langen Verreibungszeiten der homöopathischen Aufbereitung das Arzneimittel bis in die Nähe einer molekularen Größenordnung aufgeschlossen werden könne. Daß dies nicht möglich ist, gehört zum Wissen unserer Zeit. Wenn man sich die Epoche, in der seine Schriften erschienen sind, vor Augen hält, ist dieser Irrtum wohl verzeihlich. Andererseits hat eine derartig intensive Verreibung eine enorme Flächenvergrößerung zur Folge, so daß sich selbst heute noch nicht einschätzen läßt, inwieweit physikalische Wirkungssteigerungen dadurch möglich sind.

Es ist nicht ausgeschlossen, daß Schüßler als biochemisch interessierter Arzt die Arbeiten Svante Arrhenius, dem Begründer der Theorie der elektrolytische Dissoziation (1887), bekannt waren.
Dafür spricht seine untenstehende Bemerkung der »**unsichtbaren** elektrischen Molekel«, mit der nur Ionen gemeint sein können.

Die Veröffentlichungen von Wilhelm Ostwald (Katalyse, chemische Gleichgewichte), Georg Hith (Elektrolytkreislauf), Georg Buchner (Angewandte Ionenlehre), van't Hoff (Gesetz über den osmotischen Druck) u.a. erschienen alle erst nach seinem Tod.

2. Anwendung und Wirkung kleiner Gaben

»Die Wirkungsmöglichkeit kleiner Gaben ergibt sich aus dem Folgenden:
Die Natur arbeitet nur mit Atomen und Atomgruppen oder Molekülen. Das Wachstum der Tiere und Pflanzen vollzieht sich, indem neue Atome oder Atomgruppen zu bereits angehäuften Molekularmassen treten.« 3*)

»Daß verschwindend kleine, unwägbare Stoffteilchen im Organismus wirken können, läßt sich angesichts der Tatsache nicht bestreiten, daß Lichtwellen [-quanten]*, welche doch ebenfalls unwägbar sind, in lebenden grünen Pflanzenteilen Stoffbewegungen veranlassen, in deren Folge Kohlensäure in Kohlenstoff und Sauerstoff zerlegt wird, und daß im Sehpurpur der Netzhaut Molekularbewegungen erregt werden, die das Zustandekommen eines Bildes zur Folge haben.«* 3*)

»Da in jeder … Zelle die Mineralstoffe in verschwindend kleinen Quantitäten vertreten sind, so ist klar, daß eine Zellulartherapie – eine solche ist die Biochemie – nur mit sehr verdünnten Gaben operieren darf.« 14*)
»Die Anwendung kleiner Gaben zwecks Heilung von Krankheiten auf biochemischem Wege ist eine chemisch-physiologische Notwendig-

Das therapeutische Denkmodell der biochemischen Heilweise

keit. Die biochemischen Mittel werden in minimalen Gaben angewendet.« 3*)

»Wendet man sie zu Heilzwecken als Funktionsmittel an, so müssen sie in kleinen Gaben gereicht werden. Für die Zellular- und Molekulartherapie ergibt sich die Notwendigkeit der Verabreichung kleiner Gaben aus dem, was Professor Virchow in seiner Zellularpathologie von den Funktionen der Gewebe, insbesondere von den unsichtbaren elektrischen Molekeln [Ionen] des Nervengewebes sagt.« 2*)

»Jedes biochemische Mittel muß so verdünnt sein, daß die Funktionen gesunder Zellen nicht gestört, vorhandene Funktionsstörungen ausgeglichen werden können.
In gesunden Menschen, Tieren und Pflanzen sind die Salze in Verdünnungsverhältnissen enthalten, welche ungefähr der dritten, vierten und fünften decimalen Arzneiverdünnungsstufe entsprechen.
Auch allopathische Mittel sind in kleinen Gaben wirksam.
Professor Dr. Hugo Schulz in Greifswald sagt: ›Der Sublimat bedingt in einer Verdünnung von 1:600000 bis 1:800000 eine ganz gewaltige, weit über die Norm hinausgehende Gärung in einer mit Hefe versehenen Traubenzuckerlösung.‹« 3*)

Hugo Platz äußert sich dazu:

»Der Verfasser [Schüßler] versucht für die Wirkung kleiner Gaben Verständnis zu erwecken, indem er dabei besonders darauf hinweist, daß ein Arzneistoff nicht durch sein Gewicht, sondern durch seine Oberfläche wirke. Er erklärt hiermit, daß eine Tiefpotenz nicht besser wirke als eine höhere, letztere dagegen frei sei von evtl. Benachteiligungen gesunder Organe.« 17*)

Schüßler wendet sich in verschiedenen seiner Veröffentlichungen gegen eine unkontrollierte Verabreichung höher dosierter Mineralstoff-Substitution, auch zu therapeutischen Zwecken.

Das wird besonders deutlich in seiner Schrift gegen das Henselsche Backpulver ausgesprochen. Dieses bezweckte eine künstliche Anreicherung des Brotes mit Mineralsalzen und Spurenelementen.

»Hensel will das natürliche Programm der Blutzusammensetzung stören, indem er die Mineralien des Blutes zu stören sucht.«13*)

3. Praktische Konsequenzen

»Die Moleküle treten durch das Epithelium der Mund- und Schlundhöhle in das Blut und diffundieren nach allen Richtungen. Diejenigen Moleküle, welche in den Krankheitsherd gelangen, vollziehen daselbst eine lebhafte Molekularbewegung, in welche gleichartige Stoffe aus der Nachbarschaft treten. Diese Stoffe gelangen in die pathogen veränderten Zellen, und somit kommt eine Heilung zustande. Die in integrum restituierten Zellen sind dann wieder imstande, sich selbsttätig zu bewegen und auf solche Weise Fremdartiges, überhaupt Überflüssiges, also auch Exsudate, wenn solche vorhanden sind, abzustoßen.

Ein Mineralstoff, der in den Magen eines Menschen gelangt, wird der Einwirkung der im Magensafte enthaltenen Salzsäure ausgesetzt. Ist der betr. Mineralstoff z. B. ein Eisensalz, so entsteht im Magen ein Eisenchlorid resp. ein Eisenchlorür. Will man pathogen veränderten Zellen ein Eisenphosphat (Ferrum phosphoricum) zuführen, so darf dasselbe also nicht in den Magen gelangen. Deshalb ist eine minimale Gabe erforderlich. Das Mittel muß so verdünnt sein, daß seine freigewordenen Moleküle durch das Epithelium der Mundhöhle, des Schlundes und der Speiseröhre und durch die Wandungen der Kapillaren in das Blut treten können.« 3*)

Biochemische Mittel werden, genau wie homöopathische, nicht geschluckt. Man läßt sie im Munde zergehen. Man war damals, übrigens wie heute noch, der Anschauung, daß die potenzierten und damit zu kleinsten Partikeln verriebenen Arzneistoffe bereits vom Plattenepithel der Mundschleimhaut resorbieren. Das dies grundsätzlich möglich ist, wurde inzwischen bestätigt. Ob dies allerdings eine unbedingte Voraussetzung ist, wäre eine andere Frage. Wenn es sich dabei um eine Informationsübertragung handelt, besteht diese voraussetzende Bedingung nicht.

Das therapeutische Denkmodell der biochemischen Heilweise

»Das biochemische Heilverfahren liefert dem Heilbestreben der Natur die demselben an betreffenden Stellen fehlenden natürlichen Mittel: die anorganischen Salze. Die Biochemie bezweckt die Korrektion der von der Norm abgewichenen physiologischen Chemie.

Die Biochemie erreicht direkt ihr Ziel: Deckung eines Deficits; die anderen Heilmethoden, welche Mittel anwenden, die den den menschlichen Organismus konstituierenden Stoffen heterogen sind, erreichen das Ziel indirekt.

Wer dies Ziel und die Mittel und Wege, auf denen es erreicht wird, unbefangen sich veranschaulicht, wird zu der Erkenntnis kommen, daß die biochemischen Mittel, nach richtiger Wahl angewendet, zur Heilung fast aller durch innerliche Mittel heilbaren Krankheiten genügen.« 3*)

Wegen dieses Ausspruches ist Schüßler verschiedentlich angegriffen worden. Er versuchte deshalb seinen Standpunkt dahingehend zu verteidigen, daß seine Therapie ihren Angriffpunkt doch unmittelbar an den erkrankten Geweben und Zellen besitzt. Gerade dieser Umstand, daß alle Erkrankungen, besonders funktioneller Art, letztlich in Störungen der mineralstofflichen Bewegung enden, glaubte ihm das Recht zu dieser Behauptung zu geben (siehe auch das Kapitel: Abgrenzung zur Homöopathie).

Schüßler zur Frage der weiteren Ergänzungsmittel

Schüßler war in der Auswahl seiner Funktionsmittel sehr vorsichtig. Er wollte vermeiden, daß unsichere oder schlecht geprüfte Mittel in seine Reihe Einzug halten. Schließlich hatte er seine Heilmethode ursprünglich gerade aus diesem Grunde erstellt.

Als Untersuchungen bekannt wurden, die diese Anforderung für sein Mittel Calc.sulf. in Frage stellten, entfernte er es sofort aus seiner Reihe. Daraufhin enthielt diese nur noch elf Mittel. Schüßler schlug als Ersatz die Kombination Natr.phos. und Silicea vor. Dennoch gingen wichtige Indikationen wegen dieser Kürzung verloren.

Nicht alle biochemisch tätigen Behandler wollten jedoch auf dieses Mittel verzichten. Bis in unsere Tage ist deshalb die Meinung darüber geteilt.

Ähnlich verhielt sich Schüßler gegenüber den Karbonaten.

> *»Die kohlensauren Salze gehören nicht in diese Zellulartherapie, weil sie nicht Funktionsmittel sind. Sie müssen, um für die Gewebe funktionell nutzbar zu werden, in phosphorsaure resp. schwefelsaure Salze umgewandelt werden; so wie der Schwefel und der Phosphor ihrerseits so lange für die Gewebe in funktioneller Hinsicht nutzlos sind, bis sie, durch Zutritt von Sauerstoff in Schwefel- resp. Phosphorsäure verwandelt, sich mit den Basen der kohlensauren Salze verbunden haben.«* 2*)

Aus gleichem Grunde lehnte Schüßler die Kupfer-, Jod- und Mangansalze für seine biochemischen Mittel ab, da ihre regelmäßige Gegenwart sowie ihre essentielle Eigenschaft als Funktionsmittel zu seiner Zeit noch nicht sicher nachgewiesen war.

Wir müssen diese Sorgfalt, die in dieser Maßnahme zum Ausdruck kommt, für seine Zeit akzeptieren, wenn diese Ansicht auch heute als überholt gilt. Die Forschungen der nachfolgenden Jahre, die viele neue Elemente als essentiell nachgewiesen haben, machen diese Frage inzwischen gegenstandslos.

Schüßler hat seine Methode niemals dogmatisch gehandhabt und nicht beabsichtigt, sie auf seinem Wissensstand einzufrieren. Über diese seine Einstellung liegen zahlreiche Belege vor, die z.T. auch in diesem Buche zitiert werden.

Schon bald nach seinem Tode wurden deshalb sog. Ergänzungsmittel in die Reihe aufgenommen (z.b. von Schöpwinkel), was durchaus nicht widerspruchslos geschah.

Nicht immer wurden sie seinen Anforderungen, z.B. an die Anionen-Auswahl, gerecht. Es wäre zu wünschen, daß in dieser Hinsicht die gleiche Sorgfalt angewandt würde, wie Schüßler das auch getan hätte. Bei der Vielzahl der eventuell in Frage stehenden Spurenelemente könnte die Methode sehr rasch unübersichtlich werden.

Die biochemische Diagnose

Da die Biochemie, wie keine zweite Methode, zur Selbstmedikation geeignet ist, haben im Laufe der Jahre eine Menge laienhafter Vorstellungen und Verfälschungen in die Grundlagenliteratur Eingang gefunden.

12 Basismittel suggerieren das Vorliegen einer einfachen, leicht zu überblickenden und zu erlernenden Therapie, zu der noch eine große Risikofreiheit hinzuzurechnen ist. Diese Umstände ermuntern geradezu zum Probieren und verschleiern die notwendige Grundvoraussetzung an speziellem Wissen, die diese Therapie erfordert.

Jede Therapie lebt von der Zuordnung diagnostischer Tatbestände. Im einfachsten Falle ist das durch die logische Reihe

Diagnose – Krankheitsbezeichnung – Heilmittel

darstellbar.

Für die Biochemie (wie auch für die Homöopathie) reicht das nicht aus. Es muß eine Mitteldiagnose zusätzlich erfolgen (siehe die Charakteristiken und den Indikationsteil), die erst das Kriterium einer Individualtherapie erfüllen. Die Versuchung liegt nahe, das Glied der Reihe »Krankheitsbezeichnung« zu überspringen und unmittelbar das zugeordnete Mittel anzusprechen. Man bedenke, daß die Krankheitsbezeichnung die Prognose und manche andere zwingend notwendige Therapieform beinhaltet.

Die biochemische Diagnose richtet sich nach der individuellen Eigenart des Krankheitsgeschehens des betreffenden Menschen. Darum spielen beispielsweise Gewebs- und Sekretbeschaffenheit oder Schmerzmodalitäten eine bestimmende Rolle. Das wird besonders bei der Therapie der Hautkrankheiten deutlich, die weniger nach ihren klinischen Namen als vielmehr nach ihren kennzeichnenden äußeren Erscheinungen beschrieben werden. Schüßler setzt bei aller Anerkennung der Antlitzdiagnose den Hauptsatz seiner diagnostischen Anweisungen deswegen nicht außer Kraft, der da lautet:

> »*Die Indikationen der biochemischen Mittel müssen aus der physiologischen und pathologischen Chemie hergeleitet ... werden.*« 3*)

Die diagnostischen Hinweise Schüßlers können nur in diesem Sinne verstanden werden, was bereits mehrfach zum Ausdruck gebracht wurde.

1. Die Antlitz-Diagnostik

»Wer nur biochemische Mittel anwendet, kann, falls er seine Beobachtungsgabe üben will, im Laufe der Zeit die Fähigkeit erwerben, in vielen Fällen, namentlich bei chronischen Krankheiten, an der physischen Beschaffenheit des Gesichts und an dem psychischen Ausdruck desselben zu erkennen, welches biochemische Mittel einem gegebenen Krankheitsfalle entspricht.

Eine solche Antlitz-Diagnostik darf zwar für sich allein nicht die Wahl des anzuwendenden Mittels bestimmen, sie kann aber die Wahl erleichtern resp. bestätigen.« 3*)

»Wer die Antlitz-Diagnostik erlernen will, muß dieselbe auf autodidaktischem Wege sich erwerben. Ein Versuch, sie mittels einer gedruckten Anleitung zu lehren, würde zu Mißverständnissen führen.

Wer die Antlitz-Diagnostik sich zu eigen machen will, schenke seine bezügliche Aufmerksamkeit zunächst einer Antlitz-Gattung. Das Kochsalz-Gesicht – sit venia verbo – ist am leichtesten kennenzulernen. Man präge seinem Gedächtnis Beschaffenheit und Ausdruck der Gesichter derjenigen Personen ein, welche man mittels Natrium muriaticum verhältnismäßig rasch geheilt hat. Es wird sich, wie man zu sagen pflegt, ein roter Faden durch die betr. Eindrücke ziehen.

Hat man das Kochsalz-Gesicht erkannt, so gehe man zu einem anderen Natron-Gesicht über.« 3*)

Während der Jahrzehnte nach Schüßlers Tod wurden verschiedentlich diesbezügliche Hinweise veröffentlicht. Es muß vermerkt werden, daß in der Regel erst bei längerer Dauer antlitzdiagnostische Zeichen auftreten.

Nr. 1 Calc.fluor.:
Pergamentartige Haut, sich kreuzende Längs- und Querfalten, die ein würfelartiges Muster bilden. Gelegentlich verdickte Gefäße sichtbar – auch Schuppenbildung.

Nr. 2 Calc.phos.:
»Wachspuppengesicht«, Gesichtsfarbe blaß-wächsern wirkend, besonders auffällig in der oberen Gesichtshälfte und den Ohren; abgezehrt.

Nr. 3 Ferrum.phos.:
Hohläugig – fleckige Stirn- oder Wangenröte, rötliche oder blaurötliche Verfärbung der Augenumgebung – besonders ausgeprägt in den Nasenwinkeln; häufiger Farbwechsel.

Nr. 4 Kal.chlor.:
Blaß-livide Gesichtsfarbe, wie Alabaster wirkend. Die unteren Augenlider bläulich-weiß (erstes Anzeichen).

Nr. 5 Kal.phos.:
Eingefallenes, aschgraues, glanzloses Gesicht. Graue Schatten in der Augenumgebung. Mund und Kinn farblos.

Nr. 6 Kal.sulf.:
Gelbe bis braune Gesichtsfarbe oder nur einzelne Flecken, besonder der äußeren Augenwinkel und des Unterlides. Die Gesichtszeichen können ausnahmsweise sehr rasch entstehen.

Nr. 7 Magn.phos.:
Krampfmimik im akuten Zustand; sonst fahle Gesichtsfarbe mit karmesinroten (rosa) Flecken neben den Nasenflügeln, auch Wangenröte (bei Ferrum phos. hauptsächlich gerötete Stirn).

Die biochemische Diagnose 67

Nr. 8 Natr.chlor.:
Wässrig-gedunsenes Gesicht von schwammiger Beschaffenheit, hügelig wirkend; manchmal nur in der Jochbeingegend. Schmieriger Streifen am oberen und unteren Lidrand.
In den späteren Stadien: bleich, erdfahl, welk mit eingesunkenen, blau umränderten Augen.

Nr. 9 Natr.phos.:
Fettig glänzendes Gesicht, Neigung zur Bildung von Mitessern (keine typische Gesichtsfarbe).

Nr. 10 Natr.sulf.:
Gesicht von grünlich-gelber Farbe oder nur einzelne Flecken. Zuweilen auch gedunsen. Röte der Nase (bes. Spitze) und ihrer Umgebung, gelbliche Skleren.

Nr. 11 Silicea:
Verschiedene Zeichen, die nur selten zugleich auftreten.
Puppenartiges, kleines Gesicht mit seidigem Glanz (früh auftretendes Zeichen).
Trockene Haut mit Krähenfüßen, besonders seitlich der Augen (Lebensalter in Betracht ziehen!).
Tief in den Höhlen liegende Augen (tritt erst nach längerer Zeit auf), nur oberes Augenlid eingesunken (tritt frühzeitig auf).
Kinder: wachsgelb oder grau, unterernährt oder gealtert wirkend.
Infolge der Vielfalt möglicher Merkmale nicht leicht zu erkennen.

Nr. 12 Calc.sulf.:
Für Nr.12 Calc.sulf. können keine antlitzdiagnostischen Zeichen angegeben werden.

2. Die Zungen-Diagnostik

> »Die Berücksichtigung des Zungenbelages kann in vielen Fällen, namentlich bei Gastrizismus…, die Wahl des passenden Mittels erleichtern.« 3*)

Die biochemische Zungen-Diagnostik hat in den späteren Jahrzehnten manche Erweiterungen erfahren, die über die Angaben Schüßlers hinausgehen. Sie sind durch unzählige praktische Erfahrungen gut belegt. Die Darstellung folgt in heute allgemein anerkannter Form.

Nr. 1 Calcium fluoratum:
Rissig, borkig, stärker verhornt – im Alter bräunlich-trocken.

Nr. 2 Calcium phosphoricum:
Pelzig, durchscheinend weißlich belegt.

Nr. 3 Ferrum phosphoricum:
Unspezifisch, rötlich, besonders die seitlichen Zungenränder sind gerötet; in akuten Fällen oft trocken und hinten weiß belegt.

Nr. 4 Kalium chloratum:
Zunge mit weißer (nicht schleimiger) Schicht belegt, an der Zungenwurzel weiß-grau.

Nr. 5 Kalium phosphoricum:
Zunge wie mit flüssigem Senf (ockerfarben) überstrichen; dabei übler Mundgeruch; eher trocken.

Nr. 6 Kalium sulfuricum:
Zunge gelb-schleimig belegt.

Nr. 7 Magnesium phosphoricum:
Reine oder gelblich glänzende Zunge, transparente Verfärbung.

Nr. 8 Natrium chloratum:
Zunge rein oder mit weiß-schleimiger Schicht belegt; an den Zungenrändern kleinblasiger Speichelschleim.

Nr. 9 Natrium phosphoricum:
Zunge feucht, weiß, mit dickem, goldgelb schimmerndem Belag an der Zungenwurzel.

Nr. 10 Natrium sulfuricum:
Zunge an der Wurzel goldgelb, morgens mehr schmutzig-gelb oder grünlich bis bräunlich belegt; dabei bitterer Mundgeschmack. Bei hydrogenoider Konstitution welk und breit.

Nr. 11 Silicea:
Bräunlich-schleimig, fettig wirkend, oft wund, bei alten Menschen auch trokken, Geschmacksverlust.

Nr. 12 Calcium sulfuricum:
Zunge hinten mit einer Schicht belegt, welche wie halbtrockener Lehm aussieht (Wundheitsgefühl).

3. Zuordnungen von Pulsqualitäten zu den Mitteln

Schüßler gibt nur zwei an:

Kal.phos.:
Puls zuerst klein und frequent, später Verlangsamung desselben (Schwäche des Parasympathikus – zunehmende Herzinsuffizienz).

Ferrum phosphoricum:
Pulsbeschleunigung und vermehrte Gesichtsröte (Fieber, Kongestionen).

In der späteren Literatur wurden die Pulshinweise auf die gesamte Mittelreihe erweitert. Dazu ist anzumerken, daß es sich bei diesen Angaben um die Pulse von Krankheiten handelt, die vorzugsweise mit den entsprechenden Mitteln behandelt werden und nicht für das Mittel spezifisch oder charakteristisch sind.

Der bekannteste biochemische Arzt Dr. Feichtinger gibt in seinem Buch weitere hinweisende Pulsqualitäten an:

Puls klein (P. parvus):	Calc.phos. – Kal.phos.
Puls voll (P. magnus):	Ferr.phos.
Puls beschleunigt (P. frequens):	Calc.phos. – Ferr.phos. – Kal.phos.
Puls schnellend (P. celer):	Kal.phos.

4. Die Modalitäten

Sie sind von besonderer Bedeutung bei der Mittelfindung. Von Schüßler stammen folgende Hinweise:

Nr. 2 Calc.phos.:
Verschlechterung nachts und in der Ruhe.

Nr. 3 Ferr.phos.:
Besserung bei Kälte (Entzündung, Hyperämie, Kongestion).
Verschlechterung durch Bewegung (functio laesa bei Entzündungen).
Kopfschmerz verschlimmert durch Bücken und Bewegung.
Magenschmerzen verschlechtert nach Speisengenuß und bei Druck auf die Magengegend.

Nr. 4 Kal.chlor.:
Verschlechterung durch kaltes, feuchtes Wetter.

Nr. 5 Kal.phos.
Schmerzen, Besserung bei mäßiger Bewegung.
Verschlechterung zu Anfang der Bewegung und durch Anstrengung.

Nr. 6 Kal.sulf.:
Verschlechterung in der Wärme, abends, in geschlossenen oder warmen Räumen.
Besserung in frischer, kühler Luft.

Nr. 7 Magn.phos.:
Besserung durch Wärme und Druck.
Verschlechterung durch leise Berührung.

Nr. 9 Natr.phos.:
Dyspeptischen Beschwerden, die sich nach Fettgenuß verschlimmern.

Nr. 10 Natr.sulf.:
Verschlechterung bei feuchtem Wetter, in der Nähe von Gewässern.
Besserung unter entgegengesetzten Bedingungen (Hydrämie).

Später wurden auch für die restlichen Mittel Modalitäten angegeben (nach Feichtinger).

Nr. 1 Calc.fluor.:
Besserung bei fortgesetzter leichter Bewegung.

Nr. 8 Natr.chlor.:
Verschlechterung morgens, bei Feuchtigkeit.

Nr. 11 Silicea:
Besserung bei Wärme und in Ruhe.
Verschlechterung nachts und bei Bewegung.

Grundsätze der biochemischen Verordnungsweise

>»Bei der Bestimmung der Dosis eines biochemischen Heilmittels darf das Quantum eines Krankheitsproduktes nicht als maßgebend betrachtet werden, denn es kann z. B. ein winziges Manko an Kochsalz in den Zellen der Epithelschicht eines serösen Sackes eine massenhafte, seröse Exsudation zur Folge haben, und ein dem winzigen Manko entsprechender Ersatz an Kochsalzmolekülen kann die Resorption des Ergusses bewirken.
>
>Die Dosis eines zu biochemischem Zwecke verordneten Salzes darf eher zu klein als zu groß sein. Ist sie zu klein, so führt die Wiederholung derselben zum Ziele; ist sie zu groß, so wird der beabsichtigte Zweck ganz verfehlt.« 3*)
>
>»In akuten Fällen nehme man stündlich oder zweistündlich, in chronischen drei- bis viermal täglich ein erbsengroßes Quantum von der Verreibung, entweder trocken oder in einem Teelöffel voll Wasser gelöst.« 2*)
>
>»In meiner Praxis wende ich durchschnittlich die 6. Dezimalverreibung an.« 3*)

Er mahnt, die Verordnung nicht schematisch nach allgemeinen Indikationen vorzunehmen, auch wenn dadurch die Arbeit scheinbar erleichtert würde.

>»Genaues Individualisieren ist ein Erfordernis auch meiner Therapie. Die Handhabung meiner Mittel ist nicht so einfach und federleicht, wie mir von einem Opponent einst vorgeworfen wurde.« 17*)

Schüßler hat bei seiner biochemischen Therapie keinen dogmatischen Standpunkt vertreten, wie die nachfolgenden Zitate beweisen:

Grundsätze der biochemischen Verordnungsweise

>*»Auf Grund der oben angegebenen quantitativen Verhältnisse der Zellensalze möge jeder Arzt, der biochemische Mittel anwenden will, nach seinem Ermessen die Dosis wählen.«* 3*)

Überraschend ist, daß Schüßler gelegentlich von seiner Vorschrift abwich, ausschließlich Mittel anzuwenden, die nach homöopathischen Vorschriften hergestellt sind.

In seiner Schrift über die Cholera ist zu lesen:

>*»Was die Dosis betrifft, so schlage ich vor: Ein Dezigramm Natriumsulfat in 100 Gramm Wasser gelöst. Davon jede Viertelstunde einen Teelöffel voll zu nehmen.*
>
>*Eine schwächere Lösung des Natriumsulfats – 1:100000 – ist auch noch sehr wirksam. Wer mit minimalen Dosen sich noch nicht befreundet hat, wird dem erstgenannten Lösungsverhältnisse 1:1000 den Vorzug geben.«* 9*)

Es kam ihm offensichtlich, zumindest in diesem Falle, überwiegend darauf an, daß die Mittel

a) in flüssiger Form
b) in entsprechender Verdünnung

Verwendung finden.

Es hat nach Schüßler eine Reihe von Ärzten gegeben, die in unübersehbarer Anlehnung an Schüßler eine Mineralsalz-Therapie ausübten, die per Rezeptur nach dieser Methode durchgeführt wurde. 19*)

Da Schüßler mit der Biochemie nicht die Beseitigung einer essentiellen Mangelsituation anstrebte, lehnte er Mischungen seiner Mittel nach Indikationen ab und verlangte die Anwendung immer nur eines Salzes.

Eine Mischung mehrerer Mittel zugleich ist im Sinne biochemischer Grundsätze nicht statthaft.

Die Mittel im Wechsel einzunehmen ist möglich, sofern ein genügend großer zeitlicher Abstand dazwischen eingehalten wird.

> »Die Verabreichung zweier Mittel im Wechsel ist nur ausnahmsweise in den Fällen gestattet, wo sie unvermeidlich ist.« 17*)

Die biochemischen Mittel sind nur in Tablettenform erhältlich. Bei der Dosierung wird heute im allgemeinen eine wesentlich größere Anzahl von Tabletten als früher bevorzugt . Bei Magn.phos. werden, etwa bei Schmerzen, wenn rasche Wirkung erforderlich ist, 10 Tabl., in heißem Wasser gelöst, eingenommen. Die Verwendung von Metallöffeln sollte dabei vermieden werden. Silicea wird üblicherweise zu 2-3 Tabl. verabreicht.

Auch in der Potenzwahl wird heute großzügiger verfahren, und die von Schüßler nicht besonders enpfohlene 3. Potenz ist beliebt.

Bei Kal.phos. sollte man sie für sehr sensible Personen vermeiden.
Bei Ferrum phos. zeigt sie in dieser Potenz noch eine schwach tonisierende Wirkung, die teils erwünscht sein kann, bei Entzündungen oder kongestiven Zuständen aber fehl am Platze ist.

Normpotenzen der einzelnen Mittel (nach Dr. Schüßler)

Nr. 1 Calc.fluor.   D12
Nr. 2 Calc.phos.   D6
Nr. 3 Ferrum phos.   D12
Nr. 4 Kal.chlor.   D6
Nr. 5 Kal.phos.   D6
Nr. 6 Kal.sulf.   D6
Nr. 7 Magn.phos.   D6
Nr. 8 Natr.chlor.   D6
Nr. 9 Natr.phos.   D6
Nr. 10 Natr.sulf.   D6
Nr. 11 Silicea   D12
Nr. 12 Calc.sulf.   D6

In welcher Weise die biochemische Arznei auszuwählen ist, wird im zweiten Teil dieser Schrift näher erläutert.

2. Teil

Charakteristiken der biochemischen Mittel und die biochemische Therapie nach Schüßler

Charakteristiken
der biochemischen Mittel

Die vorliegenden Charakteristiken sind umfangreicher als die in der letzten Ausgabe der »Abgekürzten Therapie«, da auch die vorangegangenen Ausgaben Berücksichtigung fanden, sofern sie auch für heutige Zwecke noch vertreten werden können bzw. die Krankheitsanzeigen auch durch praktische Erfahrung gesichert sind.

Die Modalitäten sowie die diagnostischen Kennzeichen der Mittel sind im Anschluß an dieses Kapitel systematisch aufgeführt.

Um das Schriftbild nicht zu stören und die Lesbarkeit zu beeinträchtigen, wurde auf die jeweilige Literaturangabe verzichtet. Wie auch im vorangegangenen Teil, sind die Orginaltexte Schüßlers kursiv und eingerückt.

Nr. 1   Calcium fluoratum

Calciumfluorid, Fluorcalcium

Das Fluorcalcium ist bekanntlich ein Bestandteil der Knochen. Es scheint bestimmt zu sein, den Knochen Festigkeit zu geben.

Fluorcalcium ist in der Oberfläche der Knochen, im Schmelz der Zähne, in den elastischen Fasern und in den Epidermiszellen enthalten. Eine Störung in der Bewegung seiner Moleküle mit konsekutivem [nachfolgendem] Verlust hat zur Folge:

1. ein hartes, höckeriges Exsudat auf der Oberfläche eines Knochens;

2. eine Erschlaffung elastischer Fasern; daher Gefäßerweiterungen, Hämorrhoidalknoten, Erschlaffung der Bauchdecken – Hängebauch; Erschlaffung und Lageveränderungen des Uterus, mangelnde Nachwehen oder auch Gebärmutterblutungen.

3. Austritt von Keratin[7] aus den Epidermiszellen. Das Exsudat vertrocknet sofort und wird eine fest anhaftende Kruste, welche z. B. in den Handflächen vorzukommen pflegt. Beim Gebrauch der erkrankten Hände entstehen Schrunden und Risse in den Krusten.

Das Fluorcalcium heilt außer den oben erwähnten Krankheiten:

a) das Kephalhämatom, indem es die Resorption des knöchernen Walles bewirkt;

b) verhärtete Exsudate, z. B. in Brustdrüsen, Hoden etc.

In Betreff der Resorption verhärteter Exsudate sind zwei Möglichkeiten denkbar:

Durch den Druck des verhärteten Exsudates haben die in der Nähe befindlichen elastischen Fasern ihre Funktionsfähigkeit verloren. Zugeführte Fluorcalcium-Moleküle restituieren die betr. Fasern in integrum,

---

[7] Keratin oder Hornstoff ist in der Epidermis, in den Haaren und den Nägeln enthalten. (Haare und Nägel gehören histologisch zu den Anhangsgebilden der Haut.)

dadurch werden die letzteren befähigt, das Exsudat abzustoßen. Dasselbe wird alsdann von den Lymphgefäßen resorbiert.

Die im Anschluß von Schüßler diskutierte Wirkungsweise des Calc.fluor. ist unserem heutigen Kenntnisstand entsprechend nicht mehr stichhaltig und wurde weggelassen. Die Möglichkeit einer bio-katalysatorischen Wirkung konnte ihm zu seiner Zeit noch nicht bekannt sein.

Calc. fluor. war das, in Hinsicht auf seinen Wirkungsmechanismus, für ihn wohl schwierigste Mittel, das erst in den nachfolgenden Ausgaben seiner »Abgekürzten Therapie« ausführlicher besprochen wurde.

Charakteristiken der biochemischen Mittel 79

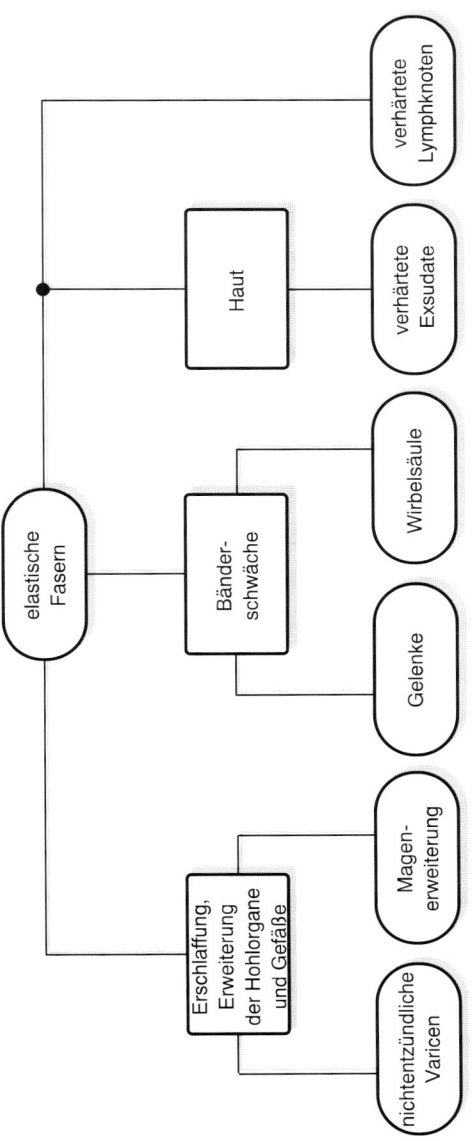

Nr. 2   Calcium phosphoricum

Es ist das formative Funktionsmittel der Gewebe, der Blutzellen, des Knochengewebes usw. Versuche an Hunden und Kaninchen haben gelehrt, daß der phosphorsaure Kalk die Callusbildung bei Knochenbrüchen beschleunigt.

Phosphorsaurer Kalk ist in allen Zellen enthalten; Am reichlichsten ist er in den Knochenzellen vertreten. Er spielt bei der Neubildung von Zellen die Hauptrolle; darum dient er als Heilmittel anämischer Zustände und als Restaurationsmittel der Gewebe nach dem Ablauf akuter Krankheiten. Ganz besonders anwendbar ist er in den Fällen, in denen die Knochenbildung zögert, also bei Rachitis, Kraniotabes, bei mangelhafter Verknöcherung eines Schädelknochens, bei zu langem Offenbleiben der Fontanellen, schwieriges Zahnen und die damit in Verbindung stehenden Beschwerden.

Er fördert die Kallusbildung nach Knochenbrüchen und beschleunigt die Dentition. In letzterer Beziehung konkurriert er mit Fluorcalcium.

Wenn die Molekularbewegung des phosphorsauren Kalkes in den Epithelzellen der serösen Häute gestört ist, so erfolgt ein sero-albuminöser Erguß. Auf solche Weise entstehen das Hygroma patellae, der Hydrops genu. Ersetzt man die betr. Verluste mittels minimaler Gaben phosphorsauren Kalkes, so werden die Ergüsse resorbiert.

Wenn die Epidermiszellen phosphorsauren Kalk verloren haben, so tritt Eiweiß an die Oberfläche und vertrocknet daselbst zu einer Kruste, deren Abfallen therapeutisch mittels Darreichung von Calciumphosphat-Molekülen bewirkt werden kann.

Ist das Epithelium einer Schleimhaut durch Calciumphosphatverlust erkrankt, so erfolgt ein albuminöses Sekret, welchem Calciumphosphat als Heilmittel entspricht.

Das Calciumphosphat heilt auch Krämpfe und Schmerzen, die durch Anämie bedingt sind. Die betr. Schmerzen sind von Kribbeln, Taubheits- oder Kältegefühl begleitet.

Charakteristiken der biochemischen Mittel 81

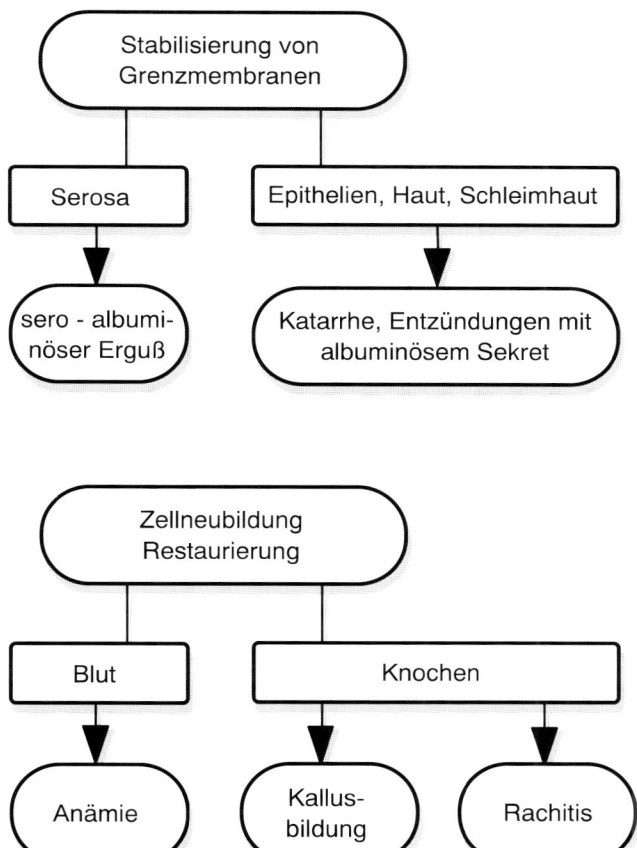

Das Calcium phosphoricum heilt auch Nervenschmerzen, welche den durch Kali phosphoricum heilbaren ähnlich sind. Magnesium phosphoricum paßt bei sehr lebhaften Schmerzen, das Kalium phosphoricum bei lähmenden Schmerzen.

Der Schmerz, welchen Calcarea phosphorica heilt, hält zwischen beiden Schmerzarten die Mitte. Die Magnesia phosphorica paßt mehr für Jugend und Kraft, die Calcarea phosphorica mehr für das Alter, das Kali phosphoricum für geschwächte Personen.

Histologisch könnte dies etwa so ausgedrückt werden: Magnesia phosphorica paßt, wenn ein Reiz das gesunde Nervengewebe getroffen hat; Calc.phos., wenn dem Nervengewebe das regenerative Funktionsmittel fehlt.

Calc.phos. ist ferner anwendbar gegen seniles Haut- und Vaginaljucken.

Die Bleichsucht

Virchow sagt bezüglich der Bleichsucht:

Die Chlorose unterscheidet sich dadurch von … [der Leukocytose und der Leukämie], *daß die Zahl der zelligen Bestandteile im Blute überhaupt geringer ist – es vermindern sich bei der Chlorose die Elemente beider Gattungen (rote und weiße Blutkörperchen), ohne daß das gegenseitige Verhältnis der farbigen zu den weißen in bestimmter Weise gestört ist. Alles deutet darauf hin, daß eine verminderte Bildung von Zellen überhaupt stattfindet.*

Obigem nach kann man annehmen, daß das Wesen der Bleichsucht darin besteht, daß den Blutkörperchen das formative Funktionsmittel nicht in genügendem Maße zugeführt wird.

Nr. 3 Ferrum phosphoricum
Ferriphosphat

Das Eisen und die Eisensalze haben die Eigenschaft, Sauerstoff anzuziehen. Das in den roten Blutkörperchen enthaltene Eisen nimmt [als Funktionsstoff des Hämoglobins] *den eingeatmeten Sauerstoff auf, mit welchem alle Gewebe des Organismus versorgt werden.*

Wenn die in den Muskelzellen enthaltenen Eisenmoleküle (auch der Muskeln, welche der willkürlichen Bewegung dienen) durch einen fremdartigen Reiz eine Bewegungsstörung erlitten haben, so erschlaffen die betr. Zellen.

Betrifft eine solche Affektion die Ringfasern der Blutgefäße, so erweitern sich diese; demzufolge vermehrt sich ihr Blutinhalt. Ein solcher Zustand wird Reizungshyperämie genannt.

Eine Reizungshyperämie bildet das erste Stadium der Entzündungen. Sind die betr. Zellen durch die Wirkung des therapeutisch angewandten Eisens (Eisenphosphates) auf ihren Normalzustand zurückgeführt worden, so sind sie befähigt, die Erreger der Hyperämie abzustoßen, welche alsdann von den Lymphgefäßen, zum Zwecke der Elimination aus dem Organismus, aufgenommen [und ausgeschieden] *werden.*

Haben die Muskelzellen der Darmzotten Eisenmoleküle verloren, so sind sie funktionsunfähig: Es entsteht Durchfall.

Haben die Muskelzellen der Darmwandung Eisenmoleküle verloren, so verlangsamt sich die peristaltische Bewegung des Darmkanals; demzufolge entsteht Trägheit in der Entleerung der Fäces.

Aus Obigem ergeben sich die Indikationen des Eisens.

Gibt man den durch Eisenverlust erschlafften Muskelzellen neuen Ersatz, so stellt sich das normale Spannungsverhältnis wieder her: Die Ringfasern der Gefäße verkürzen sich auf das richtige Maß, das Lumen der Gefäße wird wieder ein normales, und die Hyperämie wird beseitigt, das Entzündungsfieber hört demzufolge auf.

84 Charakteristiken der biochemischen Mittel

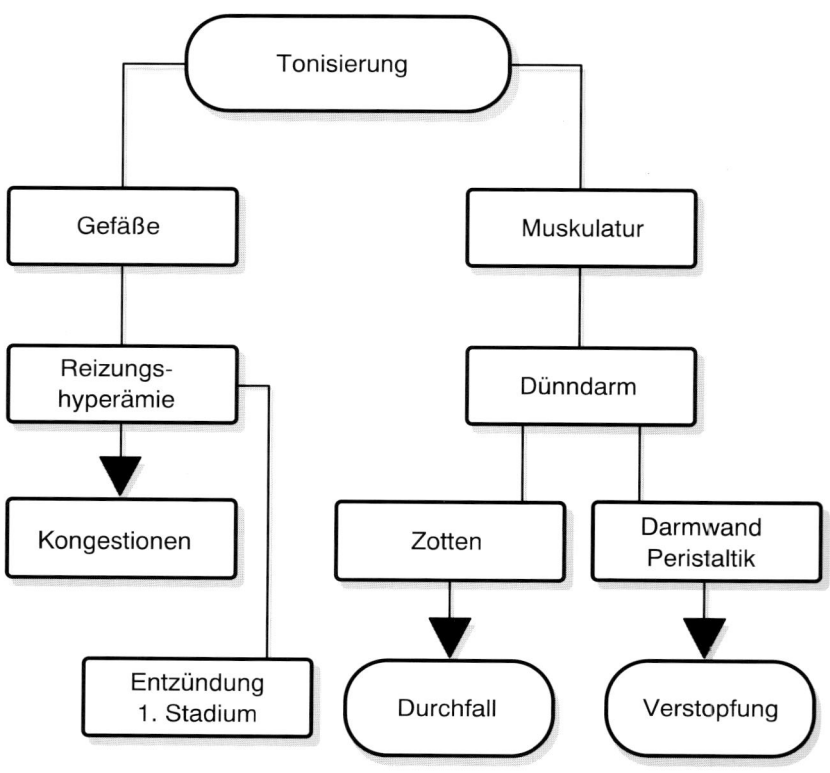

Charakteristiken der biochemischen Mittel   85

Das Eisen heilt:

1. das erste Stadium aller Entzündungen, solange noch kein Exsudat vorhanden ist.
Akute Magenentzündung, erstes Stadium des akuten Gelenkrheumatismus; ferner entzündliche Ohrenschmerzen, Rachenentzündung ohne Exsudat, Zungenentzündung, akute Konjunktivitis ohne Eiterung oder Schleimabsonderung.

2. Schmerzen, die durch Hyperämie bedingt sind;
kongestive und entzündliche Zahn- und Gesichtsschmerzen, die durch Kälte gebessert werden, Heiserkeit infolge Überanstrengung der Stimmorgane.

3. Blutungen, frische Wunden, Quetschungen, Verstauchungen und andere Folgen mechanischer Verletzungen, indem es die Hyperämie beseitigt.

4. Schwäche des Blasenschließmuskels; habituelle Stuhlverstopfung, bedingt durch Atonie der Darmmuskelfasern.

Die dem Eisen entsprechenden Schmerzen werden durch Bewegung vermehrt, durch Kälte gebessert.

*Wenn Ferrum in **großen** Gaben bei Prüfungspersonen Hyperämie hervorgebracht hat, so ist dies dadurch bewerkstelligt worden, daß infolge des zu starken Reizes, welchen die große Gabe auf die Ringfasern ausübte, eine Erschlaffung derselben entstand.*

*Eine **kleine** Gabe Ferrum muß die durch einen andersartigen Reiz erschlafften Muskelfasern in die normalen Spannungsverhältnisse zurückführen können.*

Daß ich zu solchem Zwecke Ferrum phosphoricum statt eines anderen Eisensalzes wählte, geschieht darum, weil ersteres ein Baumaterial und natürliches Funktionsmittel des Muskelgewebes ist.
In den Muskelzellen kommt das Eisen als Phosphat vor; daher ist Ferrum phosphoricum therapeutisch anzuwenden.

Die nachfolgende Einfügung Schüßlers ist seit langem umstritten. Die vielen

86 Charakteristiken der biochemischen Mittel

Erfahrungen mit diesem Mittel gaben ihm andererseits recht, In der Charakteristik des Kal.sulf. wird darauf etwas näher eingegangen.

> *Der Schwefel des in den Blutkörperchen und in anderen Zellen enthaltenen schwefelsauren Kaliums beteiligt sich an der Übertragung des Sauerstoffes auf alle Zellen, welche Eisen und Kalisulfat enthalten.*

Nr. 4 Kalium chloratum

Kalium chlorid
(nicht zu verwechseln mit Kalium chloricum, K Cl O3)

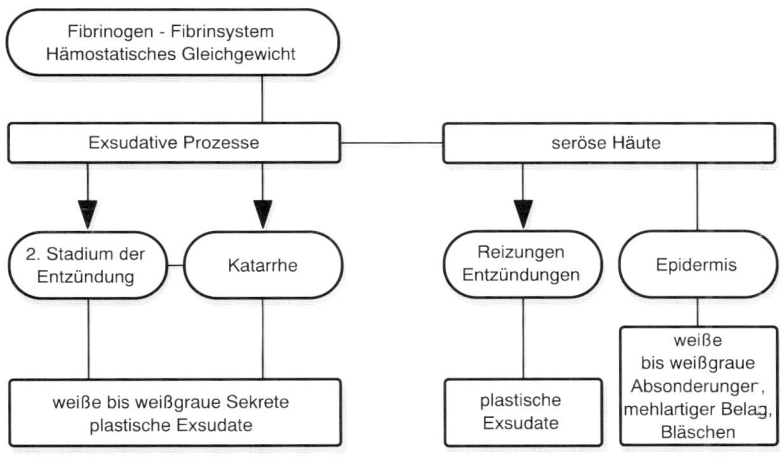

Das Chlorkalium, welches in fast allen Zellen enthalten ist, steht zum Faserstoff in Beziehung. Es entspricht auch dem zweiten Stadium der Entzündungen der serösen Häute, wenn das Exsudat ein plastisches ist.

Wenn Epidermiszellen infolge eines Reizes Chlorkalium-Moleküle verlieren, so tritt Faserstoff als weiße oder weißgraue Masse an die Oberfläche. Vertrocknet bildet er einen mehlartigen Belag. Hat der Reiz das unter der Epidermis befindliche Gewebe getroffen, so treten Faserstoff und Serum aus, wodurch die betr. Epidermisstelle bläschenförmig emporgewölbt wird. Ähnliche Vorgänge können in und unter Epithelzellen sich vollziehen.

Es löst weiße oder weißgraue Sekrete der Schleimhäute und plastische Exsudate.

Darum ist es das Heilmittel von Katarrhen, wenn die Absonderung wie oben angegeben beschaffen ist.

Speziell sind hier zu nennen: Zweites Stadium der Rippenfellentzündung, des akuten Gelenkrheumatismus, Lymphgefäßentzündung, Gürtelrose, Konjunktivitis mit Blasenbildung, Verbrennungen ersten und zweiten Grades, Mastitis, bevor Eiter sich bildet, Frostbeulen.

Nr. 5 Kalium phosphoricum

saures Monokaliumphosphat – KH_2PO_4

Phosphorsaures Kali ist in den Gehirn-, Nerven-, Muskel- und Blutzellen (Blutkörperchen) sowie im Blutplasma und den übrigen Interzellularflüssigkeiten enthalten.

Das Kali phosphoricum wirkt in großen Gaben herabstimmend auf die Nerventätigkeit und zersetzend auf das Blut (Blutkörperchen).

Wegen letzterer Wirkung hielt Schüßler das Mittel in seiner ersten Veröffentlichung 1873 noch für ein Milzmittel.

Eine Störung in der Bewegung seiner Moleküle hat zur Folge:

1. im Denkzellengebiete:
sog. Nervenschwäche, Zaghaftigkeit, Ängstlichkeit, Schreckhaftigkeit, Weinerlichkeit, Agoraphobie [Platzangst], *Gedächtnisschwäche und ähnliche Verstimmungen;*

2. in den vasomotorischen Nerven:
Puls zuerst klein und frequent, später Verlangsamung desselben;

3. in den Gefühlsnerven:
Schmerzen mit Lähmungsgefühl; lähmige Gliederschmerzen;

4. in den motorischen Nerven:
Muskel- und Nervenschwäche bis zur Lähmung;

5. in den trophischen Fasern des Nervus Sympathikus:
Verlangsamung der Ernährung bis zum gänzlichen Aufhören derselben in einem beschränkten Zellengebiete, daher Erweichung und Zerfall der betr. Zellen.

Alle Befindensveränderungen haben den Charakter der Depression.

Das phosphorsaure Kali heilt Depressionszustände des Gemüts und des Körpers: hypochondrische und hysterische Verstimmungen, Neurasthenie, nervöse Schlaflosigkeit, Krämpfe – bedingt durch sogenannte irritable Schwäche;

ferner Lähmungen, faulige Zustände, Mundfäule, adynamische Zustände; progressive Muskelatrophie; das runde Magengeschwür, weil dieses durch eine Funktionsstörung trophischer Fasern des Sympathikus bedingt ist;

ferner die Alopecia areata (nicht zu verwechseln mit Herpes tonsurans). Auch der Alopecia areata liegt eine Funktionsstörung trophischer Sympathikusfasern zugrunde;

nervöse Gesichts-, Zahn- und Kopfschmerzen bei blassen, schwächlichen, reizbaren Personen, welche durch Bewegung und äußere Wärme gelindert werden;

Blutfleckenkrankheit, stinkende, jauchige Geschwüre, stinkende Durchfälle und ähnliche Krankheitszustände.

Charakteristiken der biochemischen Mittel

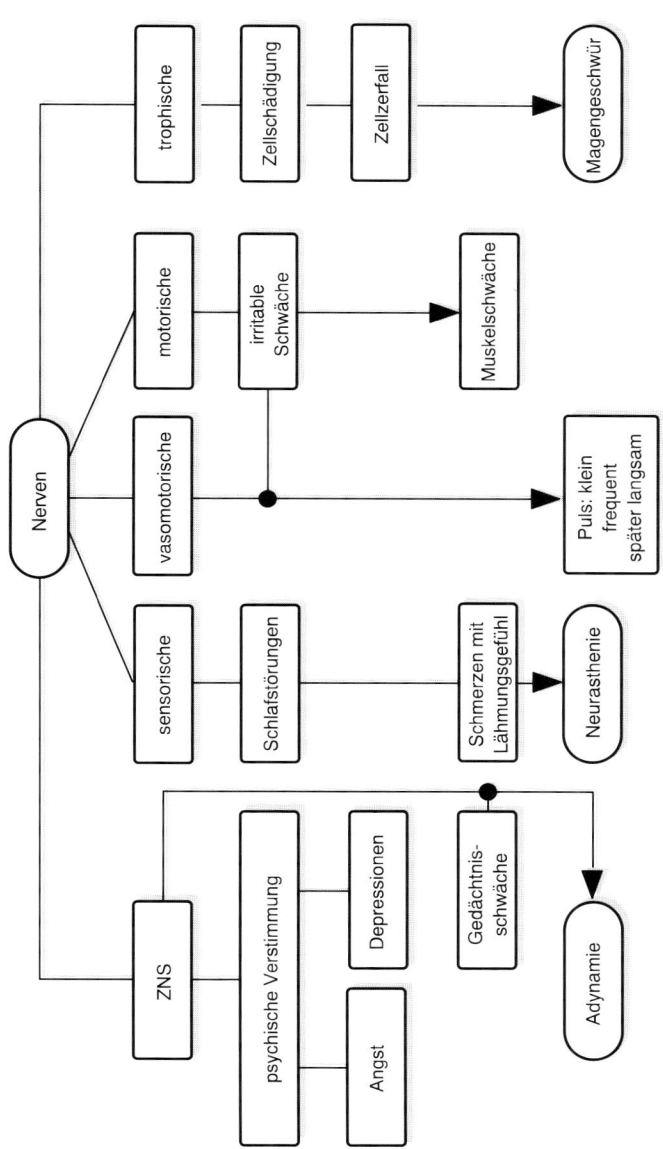

Nr. 6   Kalium sulfuricum

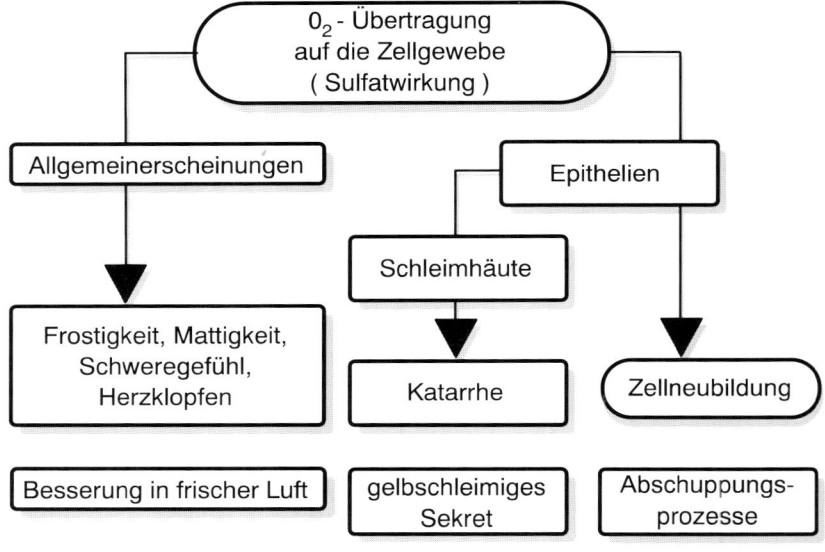

Schwefelsaures Kali, welches in Wechselwirkung mit Eisen die Übertragung des eingeatmeten Sauerstoffes auf alle Zellen vermittelt, ist in allen eisenhaltigen Zellen enthalten.

Das schwefelsaure Kali vermittelt den Zutritt von Sauerstoff, und dieser beschleunigt die Bildung neuer Epidermis- und Epithelzellen, durch welche die in ihrem Verbande gelockerten Zellen abgestoßen werden.

Bei einem Manko an schwefelsaurem Kali können, je nach Örtlichkeit und Größe des Defizits, folgende Symptome entstehen:

Gefühl der Schwere und Mattigkeit, Schwindel, Frostigkeit, Herzklopfen, Ängstlichkeit, Traurigkeit, Zahn-, Kopf- und Gliederschmerzen.

Diese Beschwerden verschlimmern sich bei Aufenthalt der betr. Personen in geschlossenen Räumen, in der Wärme und gegen Abend; sie bessern sich in freier, kühler Luft.

Es entstehen Abschuppungen von Epidermis- und Epithelzellen, welche in ihrem Verbande sich gelöst haben, weil sie nicht gehörig mit Sauerstoff versorgt wurden. – Die Abschuppung der Epithelzellen hat Katarrhe zur Folge, deren Sekret gelbschleimig ist.

Therapeutisch entspricht das schwefelsaure Kali dem Abschuppungsprozesse, welcher nach dem Ablaufe des Scharlachs, der Masern, der Gesichtsrose etc. sich vollzieht.

Hautausschläge, deren Entstehungsherd in der Bildungsstätte der Epidermiszellen liegt, Ausschläge mit gelbem, klebrigem Sekrete, gelbschuppige Ausschläge, Epidermisschuppungen [event.] *Schuppenflechte.*

Es heilt auch Katarrhe, deren Entstehungsherd die Bildungsstätte der Epithelialzellen ist; Katarrhe des Kehlkopfes, der Luftröhre, der Nasenschleimhaut, Mittelohrkatarrh etc., wenn das Sekret die oben erwähnte Beschaffenheit hat, auch einen Magenkatarrh, wenn die Zunge gelblichschleimig belegt ist; ferner Nierenkatarrh.

*Bindehautkatarrh mit gelblichem Sekrete. Augenentzündung der Neugeborenen. Katarrh des äußeren Gehörganges mit **dünnem**, gelblichem Sekret, Katarrh der Paukenhöhle und der Eustachischen Röhre.*

Um die Indikationen dieses Mittels zu finden, verglich ich die Pathogenesie des Schwefels mit der des Kali carbonicum, und die übereinstimmenden Symptome betrachte ich als diejenigen, welche dem Kali sulphuricum entsprechen.

Kal.sulf. ist das Mittel, das wegen des von Schüßler vorgelegten Erklärungsversuches seiner Wirkungsweise auf den stärksten Widerspruch stieß. Dabei sind seine Ausführungen dazu sehr vorsichtig und offensichtlich von der Empirie geprägt. Er spricht nur von »Wechselwirkung« sowie »Vermittlung« des Zutritts von Sauerstoffs. Außerdem gibt er an, daß dadurch »die Bildung neuer Epidermis- und Epithelzellen beschleunigt« wird, die dann imstande sind, Krankhaftes abzustoßen. Mehr konnte er nach dem damaligen Kenntnisstand nicht vorbringen. Das umfangreiche Wirkungsbild der Sulfate reicht, wie wir heute wissen, von den Entgiftungsprozessen über Beteiligung an der Energiebildung bis eben zur Begünstigung und Steigerung oxidativer Vorgänge (im Tierversuch: Leber, Nieren, Nebennieren, Milz, Pankreas und Hoden).

Die vielfach bestätigte, empirisch gewonnene Modalität: Besserung in frischer, kühler Luft, läßt vermuten, daß das Mittel in Beziehung zum physikalischen Verhalten des Surfactant zu setzen ist. Das ist jedoch nur eine Vermutung des Verfassers, die aber durch die vorgenannte auffällige Modalität einer gewissen Wahrscheinlichkeit nicht entbehrt.

Kurioserweise hatte die Schüßlersche Interpretation zur Folge, daß Kal.sulf. jahrzehntelang das am wenigsten verordnete Mittel war.

Fiat experimentum!

Charakteristiken der biochemischen Mittel 95

Nr. 7 Magnesium phosphoricum
zweibasisches Magnesiumphosphat

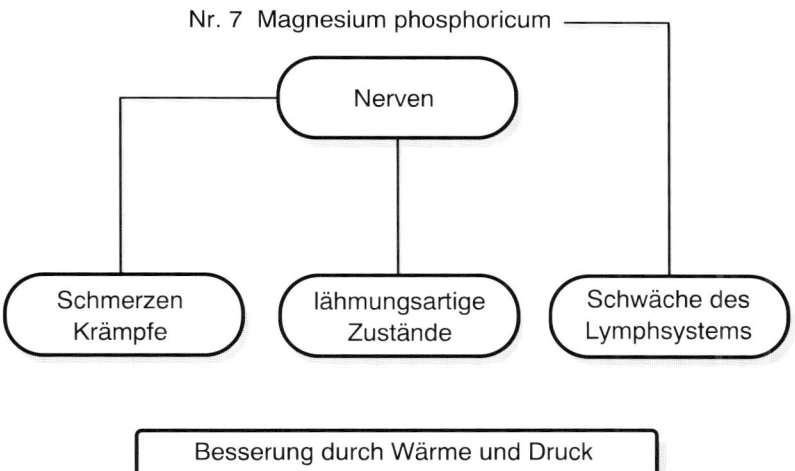

Phosphorsaure Magnesia ist in den Blutkörperchen, in den Muskeln, im Gehirn und Rückenmark, in den Nerven, Knochen und Zähnen enthalten.

Ich habe die Magnesia phosphorica gewählt, weil das Nervengewebe von allen Magnesiumsalzen nur die phosphorsaure Magnesia enthält. Ich mußte also die schwefelsaure und die salzsaure Magnesia ausschließen, wenn ich ein Nervenmittel haben wollte. Die phosphorsaure Magnesia ist aber nicht alleiniges Nervenmittel.17[*])

Wenn die Bewegung ihrer Moleküle in den Nerven eine Störung erleidet, so entstehen Schmerzen resp. Krämpfe, auch Lähmungen.

Die betr. Schmerzen sind gewöhnlich blitzartig, schießend oder bohrend, oft mit dem Gefühl des Zusammenschnürens verbunden, oder wechselnd; sie sind manchmal wandernd, durch leise Berührung verschlimmert.

Sie heilt Krämpfe verschiedener Art: Stimmritzenkrampf, Schlucksen, Krampfhusten, Kinnbackenkrampf, Wadenkrampf, krampfhafte Harnverhaltung etc.;

ferner Magenkrampf, Bauchschmerz, gewöhnlich von der Nabelgegend ausstrahlend, durch heiße Getränke, durch Zusammenkrümmen, durch Druck mit der Hand auf den Bauch erleichtert, manchmal begleitet von wässerigem Durchfall.

Durch Wärme und Druck werden sie gebessert, durch leise Berührung verschlimmert.

Die phosphorsaure Magnesia heilt Kopf-, Gesichts-, Zahn- und Gliederschmerzen von der oben beschriebenen Art.

Aus der Beschreibung der Skrofulose durch Schüßler:

»Wenn Zellen zu schwach sind, … so fehlt ihnen Magnesium phosphoricum … Durch therapeutische Zufuhr minimaler Quantitäten dieses Salzes werden die betr. Zellen in integrum restituiert …«

Nr. 8   Natrium chloratum (Natrium muriaticum)

Na Cl

Das Wasser, welches als Getränk und mittels der Speisen in das Verdauungsrohr eingeführt wird, tritt durch die Epithelzellen der Schleimhaut in das Blut, und zwar durch Vermittelung des in den genannten Zellen und im Blute enthaltenen Kochsalzes, welches bekanntlich die Eigenschaft hat, Wasser anzuziehen.
Das Wasser hat die Bestimmung, alle Gewebe resp. Zellen zu durchfeuchten .
Jede Zelle enthält Natrium. Mit diesem verbindet sich naszierendes [freiwerdendes – entstehendes] Chlor, welches vom Chlornatrium der Interzellularflüssigkeiten abgespalten worden ist.
Das in der Zelle durch die erwähnte Verbindung entstandene Chlornatrium zieht Wasser an. Demzufolge vergrößert sich die Zelle und teilt sich.
Nur auf solche Weise können Zellenteilungen zum Zwecke der Zellenvermehrung sich vollziehen.

Bildet sich in den Zellen kein Kochsalz, so verbleibt das für sie bestimmte Durchfeuchtungswasser in den Interzellularflüssigkeiten. Demzufolge entsteht eine Hydrämie.

Die betr. Kranken haben ein wässerig gedunsenes Gesicht; sie sind matt und schläfrig und zum Weinen geneigt. Sie sind frostig, leiden an Kälte der Extremitäten und verspüren ein Kältegefühl längs des Rückgrats.
Dabei haben sie ein großes Verlangen nach Salzgenuß.
(Die kochsalzarmen Zellen schreien nach Kochsalz.)

Das Kochsalz, welches sie in verhältnismäßig großen Mengen genießen, heilt ihre Krankheit nicht, weil die Zellen Kochsalz nur in sehr verdünnter Lösung aufnehmen können.

In den Interzellular-Flüssigkeiten vorhandener Kochsalzüberschuß kann bewirken, daß die betr. Kranken häufig einen salzigen Ge-

schmack empfinden (Reizung des Nervus glosso-pharyngeus und des N. lingualis) und daß pathologische Sekrete der Schleimhäute oder wunder Hautstellen ätzend sind (Salzfluß).

Das in den gesunden Epithelzellen der serösen Häute funktionierende Kochsalz regelt den Durchtritt von Wasser aus dem arteriellen Blute in die serösen Höhlen. Eine Funktionsstörung der betr. Kochsalz-Moleküle hat einen Erguß von Wasser in diese Säcke zur Folge.

Wird die genannte Störung mittels minimaler Kochsalz-Gaben therapeutisch ausgeglichen, so werden dadurch die Zellen befähigt, das ergossene Wasser zu resorbieren.

Eine Störung in der Bewegung der Kochsalz-Moleküle des Epitheliums der Tränen- oder der Speicheldrüsen hat Tränen- resp. Speichelfluß zur Folge.

Ist ein Reiz, welcher einen Dentalzweig des Trigeminus getroffen hat, durch Vermittelung sekretorischer Fasern des Sympathikus auf die Epithelzellen der Speicheldrüsen übertragen worden – mit der Wirkung, daß in den genannten Zellen die Funktion der Kochsalzmoleküle gestört ist –, so entsteht ein Zahnschmerz mit Speichelfluß.

Die Epithelzellen der Schleimhaut des Darmrohres vermitteln vermöge ihres Kochsalzes den Eintritt des als Getränk genossenen Wassers in das Blut der Pfortaderzweige. Eine Störung ihrer Funktion durch einen fremdartigen Reiz hat eine umgekehrte Strömung zur Folge. Es tritt Blutwasser in das Darmrohr, demzufolge entsteht ein wässeriger Durchfall. Hat der Reiz auch die Schleimzellen des Darms getroffen, so entsteht ein wässerig-schleimiger Durchfall [siehe auch Ergänzungen bei Natr.sulf.].

Das Mucin der Schleimzellen tritt als glasiger, durchsichtiger Schleim an die Oberfläche. Haben die Schleimzellen zu wenig Kochsalz und zu wenig Mucin, so ist die naturgemäße Schleimabsonderung unter die Norm herabgestimmt.

Von dem in den Epithelzellen der Magendrüsen enthaltenen Kochsalz wird durch die Massenwirkung der im Blute enthaltenen Kohlensäure

Charakteristiken der biochemischen Mittel 99

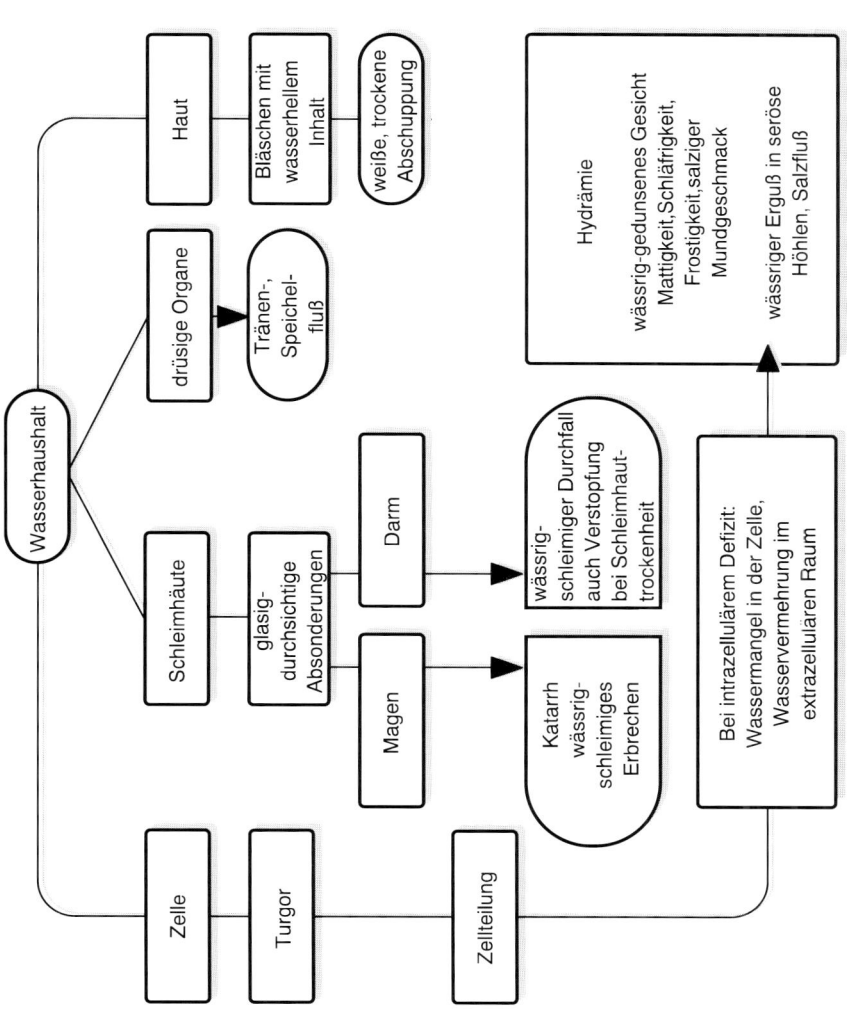

Charakteristiken der biochemischen Mittel

Chlor abgespalten; das freigewordene Natron verbindet sich mit der Kohlensäure, und diese Verbindung gelangt ins Blut, während das abgespaltene Chlor, mit Wasserstoff verbunden und in Wasser gelöst, als Salzsäure in den Magen gelangt.

Wenn bei Mangel an Kochsalz in den Epithelzellen der Magendrüsen keine Salzsäure sich bildet, so vermehrt sich der von dem Oberflächen-Epithel der Magenschleimhaut abgesonderte alkalische Schleim: Es entsteht ein Magenkatarrh, eventuell mit Schleimerbrechen, dabei gleichzeitig Stuhlverstopfung, wegen verminderter Schleimabsonderung im Dickdarm.

Infolge einer bedeutenden Störung der Kochsalz-Funktion kann [Wasser] in den Magen transsudieren; es entsteht Wasserbrechen (Wasserkolik).

Akute Katarrhe der Nasen- und Luftröhrenschleimhaut, welche bei feuchter Witterung auftreten, sind durchschnittlich so geartet, daß sie durch Natrium chloratum rasch geheilt werden können.

Weiterhin: Katarrh der Paukenhöhle und der Eustachischen Röhre – hier konkurriert das Natrium muriaticum mit Kalium sulphuricum –, Fließschnupfen mit wässrigem, hell schleimigem Sekret, Schleimhusten, Blasenkatarrh; Zahnschmerzen mit Speichelfluß, Kopfschmerzen mit Erbrechen oder Herauswürgen von durchsichtigem Schleim.

Hat eine Partie Zellen, die unter der Epidermis sich befinden, kein Kochsalz, so können sie das für sie bestimmte Wasser nicht aufnehmen; dasselbe wölbt die Epidermis bläschenförmig empor. Der Inhalt der Bläschen ist wasserhell. Weissschuppige Hautausschläge, weiße Schuppen auf dem Kopfe (gelbe Schuppen beseitigt Kalium sulphuricum), wenn die Absonderung hellschleimig, durchsichtig, der gekochten Stärke ähnlich ist.

Ähnliche Bläschen wie auf der Haut können infolge einer ähnlichen Ursache auf der Augenbindehaut entstehen; ebenso Konjunktivitis mit weiß-schleimigem Sekret, periodisch auftretende Augenschmerzen mit Tränenfluß und Röte der Bindehaut.

> *Ist die Zunge an den Rändern mit kleinblasigem Speichelschleim bedeckt, so ist dies ein Symptom, welches, namentlich bei Gastrizismus, die Wahl auf Natrium muriaticum lenkt.*

Am Natrium chloratum scheiden sich gewöhnlich die Geister. Biochemiker wie Homöopathen werden auf dieses Mittel nicht verzichten wollen, ungeachtet der Tatsache, daß dieses Salz täglich in weit größerer Menge aufgenommen wird, als die Arzneigabe enthält. Man darf sicher sein, daß die Verordner genau wissen, was sie tun.

In diesem Konflikt der Meinungen kann der Verfasser dem Leser leider nicht helfen.

Nr. 9   Natrium phosphoricum

sekundär-alkalisches Dinatriumphosphat, $Na_2 HPO_4$

Phosphorsaures Natron ist in den Blutkörperchen, in den Muskel-, Nerven- und Gehirnzellen sowie in den Interzellularflüssigkeiten enthalten.

Durch die Gegenwart des phosphorsauren Natriums wird Milchsäure in Kohlensäure und Wasser zerlegt. Genanntes Salz besitzt die Fähigkeit, Kohlensäure zu binden, und zwar nimmt es auf je einen Bauteil Phosphorsäure, die es enthält, zwei Bauteile Kohlensäure auf. Hat es die Kohlensäure gebunden, so führt es dieselbe den Lungen zu. Der in die Lungen einströmende Sauerstoff befreit die nur locker an das phosphorsaure Natrium gebundene Kohlensäure; die letztere wird ausgeatmet und gegen Sauerstoff ausgetauscht, welcher von dem Eisen der Blutkörperchen aufgenommen wird.

Das phosphorsaure Natron ist das Heilmittel derjenigen Krankheiten, welche durch einen Überschuß an Milchsäure bedingt sind.

Es entspricht demnach Krankheiten kleiner Kinder, welche, nachdem sie mit Milch und Zucker überfüttert wurden, an überschüssiger Säure leiden. Die betr. Symptome sind: saures Aufstoßen, Erbrechen saurer, käsiger Massen; gelblich-grünliche Durchfälle, Leibschmerzen, Säurekrämpfe.

Durch zwei Faktoren, die Blutwärme und das phosphorsaure Natron, ist die Harnsäure im Blute gelöst. Wenn in den Gelenken oder in der Nähe derselben die Harnsäure aus ihrer Lösung wegen eines Mankos an genanntem Salze gefällt wird oder sich mit der Basis des kohlensauren Natron zu harnsaurem Natrium – welches unlöslich ist – verbindet, so entstehen Podagra resp. akuter Gelenkrheumatismus.

Während eines akuten Podagra-Anfalles ist die Harnsäureausscheidung im Urin um so viel vermindert, als davon an den erkrankten Stellen zurückgehalten wird.

Charakteristiken der biochemischen Mittel 103

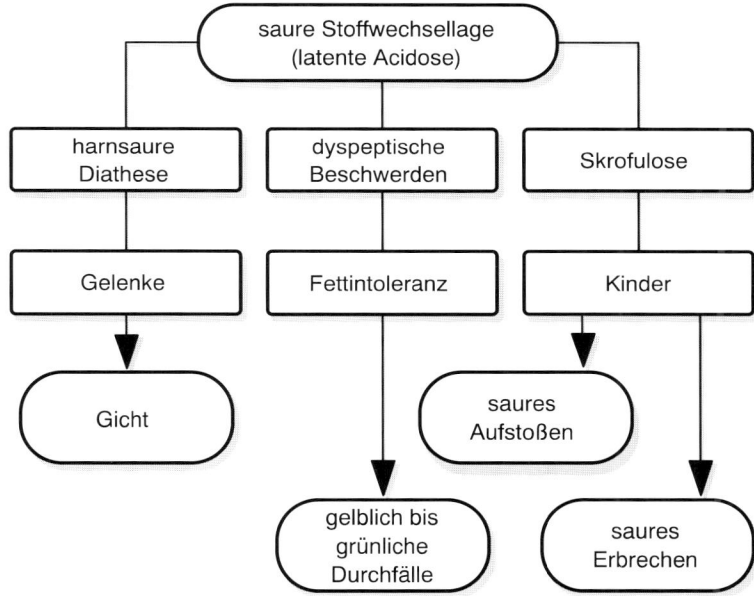

Das phosphorsaure Natron dient auch zur Verseifung von Fettsäuren; Natrium phosphoricum, welches der Leukozytose entspricht, heilt die einfache scrophulöse Augenentzündung und Lymphdrüsengeschwülste, die nicht verhärtet sind.

Auch in der Erstveröffentlichung von 1873 bezeichnet Schüßler das Natr.phos. ausdrücklich als Lymphmittel. Im gleichen Sinne wird es bei der Indikation »Skrofulose und Tuberkulose« behandelt.

Schüßler hat wegen der therapeutischen Angaben, die er zum Natrium phosphoricum gemacht hat, viele unsachliche Anwürfe seitens der homöopathischen Ärzte einstecken müssen, denn in den homöopathischen Prü-

fungsbildern von Natr.carb. und Phosphorus finden sich häufig Übereinstimmungen mit Natr.phos.
Auch in die allerneuesten Veröffentlichungen wurden die alten Argumente kritiklos übernommen. Darin wird die Überzeugung zum Ausdruck gebracht, daß Schüßler allein durch Vergleich der genannten homöopathischen Mittelbilder zu seinen Indikationen gekommen wäre. Als Beweis wird vorgebracht, daß bei der Arzneimittelprüfung von Farrington (Allg. hom. Ztg., Bd.94) keine Symptome hervorgebracht wurden, die sich auf die Säuresituation und das Lymphsystem beziehen. Diese Prüfung wurde, nach Otto Leeser, an 19 Prüflingen »fast ausschließlich mit Potenzen – darunter sehr hohen« durchgeführt.

Schüßler hat mehrfach versichert, daß homöopathische Arzneimittelprüfungen nicht allein ausreichen, um die Wirkungsweise biochemischer Mittel zu erforschen. Natr.phos. ist ein klassisches Beispiel dafür.
Schüßler hatte ein homöopathisches Mittelbild gar nicht nötig. Schon 1840 schrieb Dr. Joseph Friedrich Sobernheim in seinem »Handbuch der praktischen Arzneimittellehre« sehr ausführlich über Wirkung und Anwendung des Natrium phosphoricum. Bestimmt war er nicht der einzige Autor. In dieser Beschreibung ist alles enthalten, was in der Charakteristik ausgeführt wird, von der sauren Stoffwechsellage über die lösende und digestive Wirkung bis zur Anwendung bei der erethischen Skrofulose und Tuberkulose.

Den Ärzten der Zeit Schüßlers war das Mittel offensichtlich gut bekannt. Er hat in der knappen Art, seine Charakteristiken zu verfassen, nicht einmal alles, was über das Mittel bekannt war, niedergeschrieben.
Seine patho-physiologische Theorie ist obenstehend vollständig aufgeführt. Es muß zugegeben werden, daß sie nicht jedem einleuchten wird. Falsifiziert wurde sie jedoch nach Kenntnis des Verfassers nicht.

Nr. 10 Natrium sulfuricum

Natriumsulfat, Na_2SO_4 – Glaubersalz

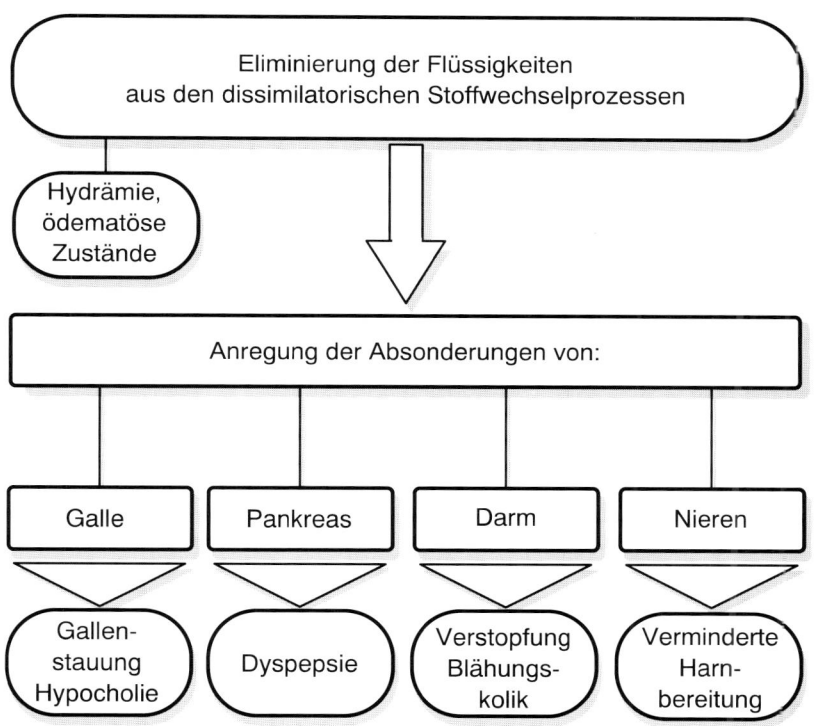

Die Wirkungen des Natriumsulfates sind denen des Chlornatriums entgegengesetzt. Beide haben zwar die Eigenschaft, Wasser anzuziehen, doch zu entgegengesetzten Zwecken. Das Chlornatrium zieht das Wasser an, welches im Organismus verwertet werden soll; das

Natriumsulfat zieht das infolge der rückschreitenden Zellenmetamorphose entstehende Wasser an und bewirkt die Ausscheidung desselben aus dem Organismus.

Das Chlornatrium bewirkt die zur Vermehrung der Zellen erforderliche Teilung derselben; das Natriumsulfat entzieht den ausgedienten Leukozyten Wasser und veranlaßt dadurch deren Zerfall.

Schüßler empfiehlt das Mittel an dieser Stelle auch bei Leukämie. Es wurde mehrfach über eine gewisse Hilfe berichtet. Als unschädliches Unterstützungsmittel sollte man bei dieser ernsten Erkrankung seinen Einsatz bedenken.

Das Natriumsulfat reizt, wie im Folgenden näher angegeben, Epithelzellen und Nerven.

Infolge der durch Natriumsulfat angeregten Tätigkeit der Epithelzellen der Harnkanälchen tritt überschüssiges Wasser mit den darin gelösten resp. suspendierten Produkten des Stoffwechsels in die Nieren, um als Harn durch den Weg der Harnleiter und der Blase den Organismus zu verlassen.

Sulfate werden in den Nieren nicht reabsorbiert.

Werden die sensorischen Nerven der Harnblase nicht durch Natriumsulfat gereizt, so kommt das Bedürfnis, Harn zu lassen, der betr. Person nicht zum Bewußtsein; daher erfolgt ein unwillkürlicher Abgang des Harns (Bettnässen).
Werden die motorischen Nerven des Detrusors [Teil der Blasenstruktur] *nicht gereizt, so entsteht Harnverhaltung.*

Indem das Natriumsulfat die Epithelzellen der Gallengänge, der Pankreasgänge und des Darms reizt, bewirkt es die Absonderung der Sekrete der genannten Organe.
Infolge einer unregelmäßigen Einwirkung des Natriumsulfates auf die Epithelzellen und die Nerven des Gallenapparates entsteht eine Verminderung resp. eine Vermehrung der Gallen-Sekretion und -Exkre-

tion [und hilft bei] Reizungszustand der die Galle absondernden Leberzellen und die davon abhängigen Beschwerden;

Magenschmerzen, wenn die Zunge gallig belegt [gelb-grünlich] oder auch nur stark ausgesprochener Bittergeschmack vorhanden ist.

Werden die motorischen Nerven des Dickdarmes nicht in genügendem Maße vom Natriumsulfate beeinflußt, so entstehen Verstopfung und Blähungskolik.

Wenn infolge einer Störung in der Bewegung der Natriumsulfat-Moleküle die Elimination des überschüssigen Wassers aus den Interzellularräumen zu langsam vonstatten geht, so entsteht eine Hydrämie.

Die Hydrämie resp. die Funktionsstörungen im Gallenabsonderungsapparate sind die Bedingungen für das Entstehen folgender Krankheiten:

Gallenfieber, Galleerbrechen, gallige Durchfälle, Ödem, ödematöse Rose [vermutl. Erysipelas bullosum]; auf der Haut Bläschen, welche gelbliches Wasser enthalten; nässende Flechten, Ringflechten, sykotische Auswüchse.

Katarrhe mit gelb-grünem oder grünem Sekret etc.

Das Befinden der Personen, welche an Hydrämie leiden, verschlimmert sich bei feuchtem Wetter, in der Nähe von Gewässern und in dumpfen, feuchten Kellerwohnungen; es bessert sich unter entgegengesetzten Bedingungen.

Bezüglich der Angaben Schüßlers über die Wirkungsweise des Natr.sulf. gilt das schon bei der Besprechung des Natr.chlor. ausgeführte. Seine die Verdauungsorgane beeinflussende und die Ab- und Ausscheidungen anregende Wirkung war allgemein bekannt. Das gleiche gilt für die Wirkung des Mittels »auf das sensible- und irritable Leben« sowie die Reizzustände des Leber-Galle-Systems (Sobernheim).

Schüßler hat reines Glaubersalz auch in lediglich verdünnter Form, wie bereits erwähnt, angewandt. Es gilt noch heute als das beste Durchfallmittel der Biochemie. In der Bevorzugung der homöopathischen Zubereitung offenbart sich seine Vergangenheit als Homöopath.

Nr. 11 Silicea

Kieselsäure, Si O_2

Die Kieselsäure ist ein Bestandteil der Zellen des Bindegewebes, der Epidermis, der Haare und der Nägel ... und das Funktionsmittel der Bindegewebszellen [Fibrozyten].

Hat in einer entzündeten Bindegewebs- oder Hautpartie ein Eiterherd sich gebildet, so ist Silicea anwendbar.

Nachdem durch eine Zufuhr von Silicea-Molekülen die durch den Druck des Eiters verminderte Funktionsfähigkeit der Bindegewebszellen in integrum restituiert wurde, sind die letzteren imstande, den Eiter abzustoßen; demzufolge wird der Eiter entweder mittels der Lymphgefäße resorbiert, oder er wird nach außen gedrängt; im letzteren Falle vollzieht sich ein sog. spontaner Durchbruch des Eiterherdes.

Die Silicea heilt Abszesse und Bindegewebsverhärtungen, Eiterungen und Verhärtungen der Drüsen, Mastitis – wenn Eiter sich bildet, Panaritien, Flechten, Milchschorf, Furunkel, Gerstenkörner, Eiterausfluß aus den Ohren.

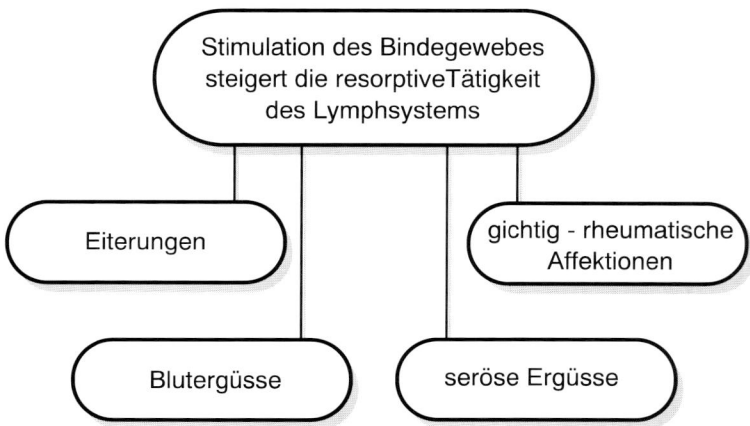

Die Silicea kann auch bewirken, daß ein in einem Gewebe befindlicher Bluterguß mittels der Lymphgefäße resorbiert wird.

Wenn die Resorption eines in einem serösen Sacke befindlichen sero-albuminösen Exsudates mittels Calcium phosphoricum nicht bewirkt werden kann, so ist Silicea anwendbar, weil die Verzögerung der Resorption auch durch ein Manko an Silicea in dem subserösen Bindegewebe bedingt sein kann.

Die Silicea heilt auch chronische gichtisch-rheumatische Affektionen, indem sie mit dem Natrium des harnsauren Natriums eine lösliche Verbindung (Natriumsilikat) bildet, welche von den Lymphgefäßen aufgenommen und fortgeführt wird. Aus gleichem Grunde ist sie auch gegen Nierengries anwendbar.

Die Silicea kann auch unterdrückten Fußschweiß wieder hervorrufen und somit ein indirektes Heilmittel der nach Unterdrückung des Fußschweißes entstandenen Krankheiten (z. B. Amblyopie, Katarakt, Lähmungen etc.) werden.

Diese pathogenetische Auslassung entstammt noch der humoralpathologischen Ära und wurde auch von Hahnemann gebraucht.

Wird eine Partie Bindegewebszellen allmählich arm an Silicea-Molekülen, so atrophieren sie. Eine solche Krankheit beobachtet man nicht selten im äußeren Gehörgange alter Leute. Die betr. Gehörgänge sind erweitert und trocken.

Silicea ist zusammen mit Calc.fluor und Calc.phos. Heilmittel der Knochen und beschleunigt die Heilung der Knochenbrüche.

Nr. 12 Calcium sulfuricum

Calciumsulfat, Ca SO_4 Gips

Die nachfolgenden Auslassungen Schüßlers charakterisieren die strengen Kriterien, die er an seine Heilmethode anlegt. Nicht alle späteren biochemischen Praktiker folgten seiner Aufforderung, weil sie einerseits auf das Calc.sulf. nicht verzichten wollten, andererseits in der von Schüßler empfohlenen Alternative keinen vollwertigen Ersatz sahen. Inzwischen sind die Argumente Schüßlers wissenschaftlich gegenstandslos geworden, und jedermann kann seinen eigenen Standpunkt dazu einnehmen.

In Moleschotts »Physiologie der Nahrungsmittel« ist der schwefelsaure Kalk als Nahrungsstoff aufgeführt. Das betr. Werk ist im Jahre 1859 erschienen. Seitdem hat manche Anschauung eine Berichtigung erfahren.

In Bunges Lehrbuch der physiologischen und pathologischen Chemie, welches im Jahre 1887 erschienen ist, findet sich der schwefelsaure Kalk nur in Gallenanalysen, und zwar nur in zwei Analysen, in zwei anderen nicht.

In seinem Lehrbuch sagt Bunge vom Schwefel:
»Hauptsächlich in der Form des Eiweißes gelangt er in den Tierkörper und geht dort aus der Spaltung und Oxydation des Eiweißes zum größten Teil wiederum in der höchsten Oxydationsstufe als Schwefelsäure hervor. In dieser Form an Alkalien gebunden, verläßt er den Tierkörper, um den Kreislauf aufs Neue zu beginnen.«

An »Alkalien«, d. i. an Kalium und Natrium, also nicht an Erden: Calcium und Magnesium, ist die Schwefelsäure im Organismus gebunden.

Der schwefelsaure Kalk ist zwar gegen manche Krankheiten [Eiterungsprozesse, Haut- und Schleimhautaffektionen] mit Erfolg angewendet worden; da er aber, wie aus obigem ersichtlich, nicht in die konstante Zusammensetzung des Organismus eingeht, so muß er von der biochemischen Bildfläche verschwinden.

Statt seiner kommt Natrium phosphoricum resp. Silicea in Betracht.

Charakteristiken der biochemischen Mittel

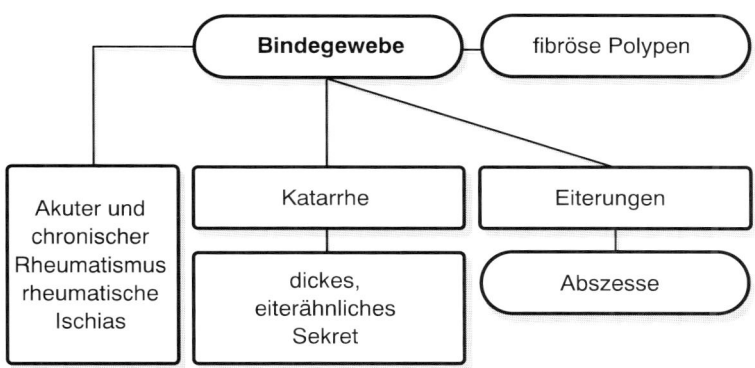

Für die Freunde des Mittels wird nachstehend ein Auszug von 1874 wiedergegeben. *2)

> *Calcium sulphuricum, das Funktionsmittel der Bindegewebsröhren, heilt folgende Krankheiten:*
>
> *Akuten und chronischen Rheumatismus. Beim akuten Gelenkrheumatismus müssen je nach Umständen Ferrum phosphoricum oder Kalium chloratum vorangeschickt werden.*
>
> *Rheumatische Zahnschmerzen, rheumatische Ischias, Podagra, Katarrhe mit dickem, klumpigem, eiterähnlichem Sekrete, fibröse Polypen,. Balggeschwülste, Abszeßbildung, Flechten, verhärtete Drüsen mit oder ohne Eiterung (zu vergleichen – Silicea).*
>
> *Die differentielle Diagnose ist:*
> *Wenn das Exsudat auf nicht stark geschwelltem Grunde sitzt, so paßt Kalium chloratum.*
> *Sind die Weichteile des Rachens stark geschwollen, so gebe ich Calcium sulphuricum.*
> *Die starke Geschwulst deutet auf Mitaffektion der Bindegewebsröhren.*
>
> *Beseitigt man mittels Calcium sulphuricum die Geschwulst, so schwindet das Exsudat mit.*

Nachwort Schüßlers zu den Charakteristiken

Der Autor faßt in diesem Nachwort noch einmal seine These zusammen und setzt sich mit den Heil-Hypothesen seiner Zeit auseinander. Dabei wird in kurzmöglichster Form ein Gesamtbild der zeitgenössischen physiologischen Chemie entworfen. Es ist unübersehbar, daß Schüßler in seiner Darstellung um allgemeinverständliche Formulierungen bemüht ist.

Die im Blute und in den Geweben vertretenen anorganischen Stoffe genügen zur Heilung fast aller Krankheiten, welche überhaupt heilbar sind.

Siechtum, das durch den Mißbrauch von Arzneien ... bedingt ist, kann durch minimale Gaben von Zellensalzen geheilt werden.

Die Symptome bestimmen die Wahl der Mittel.
Während ... Arzneikrankheiten mittels Zellensalzen heilbar sind, müssen selbstverständlich akute ... Vergiftungen nach den bekannten Grundsätzen behandelt werden.

Enthält der menschliche Organismus organische Nährstoffe: Eiweiß, Fett und Kohlehydrate, nebst den ihnen gebührenden anorganischen Zellensalzen in genügenden Quantitäten an den richtigen Stellen, so müssen durch den Einfluß des Sauerstoffes und infolge von Spaltungen und Synthesen alle notwendigen organischen Verbindungen entstehen, und das betr. Individuum muß sich demnach im Zustande der Gesundheit befinden.

Synthesen, welche man früher als ein ausschließliches Privilegium der Pflanzen betrachtete, vollziehen sich auch im menschlichen und tierischen Organismus.

Wenn ein anorganisches Salz im Überschuß im Harn ausgeschieden wird, so ist infolge einer Molekularbewegungsstörung ein Defizit an dem gleichnamigen Salze im unmittelbaren Nährboden eines Zellen-

gebietes vorhanden, und ein homogenes Salz ist als Heilmittel indiziert.

Ein in einem Nährboden enthaltenes Minimum betrifft stets ein Zellensalz, niemals eine organische Substanz; darum sind organische Substanzen als Heilmittel ausgeschlossen.

Zum Aufbau und zur Erhaltung des menschlichen Organismus sind folgende Stoffe erforderlich:
Sauerstoff, Fett, Eiweiß, leimgebende Substanz [Kollagen], *Schleimstoff* [Mucoproteide], *Keratin, Elastin, Hämoglobin, Lecithin, Nuclein, Cholesterin, Wasser und anorganische Salze.*

Das Eiweiß bildet den Hauptbestandteil des Blutplasmas und der Lymphe; es ist in den Muskelfasern, den Achsenzylindern der Nervenfasern und im Protoplasmaleib aller Zellen enthalten. Aus leimgebender Substanz besteht das organische Gerüst der Knochen, Knorpel, Bänder und Bindegewebe. Der Schleimstoff ist in den Epithelzellen der Schleimhäute enthalten. Das Keratin ist die organische Grundlage der Epidermis, der Haare und Nägel, das Elastin die der elastischen Fasern.

Die leimgebende Substanz, der Schleimstoff, das Keratin und das Elastin sind Produkte der unter dem Einfluß des Sauerstoffes sich vollziehenden Spaltungen des Eiweißes.
Das Hämoglobin der Blutzellen ist die Verbindung eines Eiweißkörpers mit einem eisenhaltigen Körper, dem Hämatin.
Lecithin und Nuclein entstehen aus Eiweiß, Fett und einem Phosphate infolge einer Umlagerung der Moleküle.

Was außer den obengenannten organischen und anorganischen Baustoffen in den Geweben gefunden wird, das sind Produkte der rückschreitenden Zellmetamorphose und des Zerfalls des Eiweißes; Stoffe, welche durch die Tätigkeit der Zellen eliminiert werden müssen.

Zu den Produkten der rückschreitenden Zellmetamorphose gehören, wie bereits gesagt, Keratin, Keratinin etc., zu den Produkten des Zerfalls der Eiweißstoffe gehören Tyrosin, Leucin etc.

Die Eiweißstoffe und die Fette sind Ersatzmittel und Kraftquellen; Sauerstoff, Kohlehydrate und Leim [Glutin] *(nicht zu verwechseln mit leimgebender Substanz) sind Kraftquellen.*

Die anorganischen Salze sind Ersatzmittel und Regulatoren der Funktionen.

Ausgleichung von Funktionsstörungen ist mit Wiederherstellung der Gesundheit gleichbedeutend. Dieser Zweck wird auf biochemischem Wege nur durch anorganische Salze erreicht.

Das Ende dieses Kapitels möge der 3. Hauptsatz des vitalen Energieumsatzes von Prof. Hans Adalbert Schweigart bilden – zitiert nach Werner Dittschlag 1967:

»Der Energieumsatz im Leben kann nur durch das Zusammenwirken organischer und anorganischer Vitalstoffe zustande kommen, wobei die anorganischen im Wege amphoterer Reaktionen der Proteine in die Zellen oder von Zelle zu Zelle transportiert werden.«

Praktische biochemische Therapie

Das Fieber

Das Fieber hat den Zweck, die Ausscheidung der Erreger und der Produkte der Krankheit zu bewirken.
Während des Fiebers ist der Stoffwechsel der Gewebe vermehrt. Mittels der aus der rückschreitenden Umwandlung der Zellen hervorge-

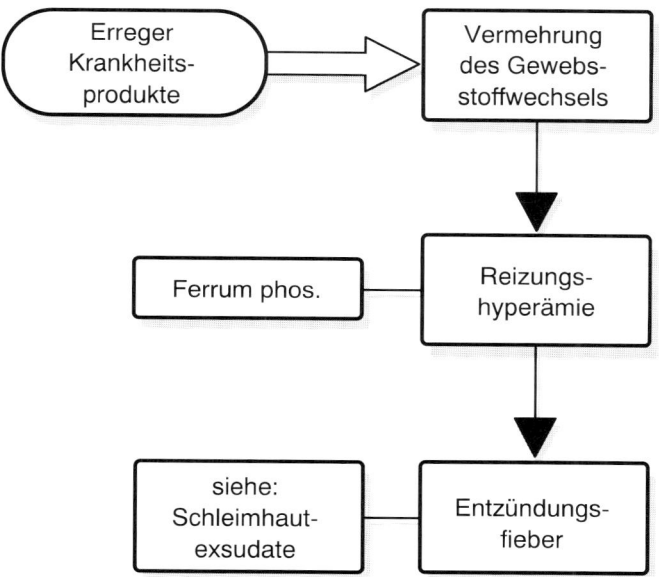

Das Eisen heilt : 1. Das erste Stadium aller Entzündungen
2. Schmerzen, die durch Hyperämie bedingt sind.

henden Trümmer (Schlacken) gelangen die Erreger und die Produkte der Krankheit aus den Geweben in die Ausscheidungswege.
Auf solche Weise kann eine Naturheilung sich vollziehen. Sie erfolgt aber nicht in allen Fällen; deshalb sind therapeutische Hilfen zweckmäßig.

Wer aber ein Fieber herabdrückt, verzögert dadurch den Stoffwechsel und demzufolge die Heilung.

Was die biochemische Behandlung des Fiebers betrifft, so entspricht dem Entzündungsfieber Ferrum phosphoricum, weil dieses die Reizungshyperämie heilt, durch welche das Entzündungsfieber bedingt ist (siehe die Charakteristik der Eisen-Wirkungen).

Das Fieber, welches den akuten Gelenkrheumatismus begleitet, vermindert sich in dem Maße, wie die genannten Krankheiten unter dem Einfluß von Kalium phosphoricum, Natrium phosphoricum etc. in Heilung übergehen.

Typhöse, adynamische Symptome

Wenn bei einer akuten, von Fieber begleiteten Krankheit Sopor, Zungentrockenheit, wäßriges Erbrechen etc. sich einstellen, so nützt Natrium chloratum.
Bei braunem Belag der Zähne, aashaft stinkenden Entleerungen, septischen Blutungen paßt Kalium phosphoricum.

Influenza [grippoider Infekt]

Das Heilmittel der Influenza ist Natrium sulfuricum.
Die mittels Natrium sulfuricum von mir behandelten Influenza-Fälle blieben ohne Nachkrankheiten.

Natr.sulf. in hohen Dosen eingenommen (stündlich 10 Tabl. in heißem Wasser gelöst) bewirken einen baldigen Schweißausbruch, der die Krankheit u. U. rasch beendet. Ansonsten gilt das unter »Fieber« ausgeführte.

Anginen

Katarrhalische Entzündung der Schleimhaut, welche den beweglichen Gaumen, die Mandeln und den Schlund bedeckt.
Wenn Röte und heftiger Schmerz vorhanden: Ferrum phosphoricum.
Der am häufigsten vorkommenden sog. katarrhalischen Form mit geringer Geschwulst und einem grauweißes Exsudat entspricht Kalium chloratum.

Der Angina tonsillaris entspricht Natrium phosphoricum, der chronischen Mandelgeschwulst Magnesium phosphoricum

Mandelgeschwulst mit gelbem Belag: Natrium phosphoricum (siehe auch unter »Fieber«).

Krupp – Krupphusten

Pseudomembranöse Entzündung

Dem falschen Krupp entspricht Kalium chloratum.
[Gegen den echten Krupp (Diphtherie) empfahl Schüßler Calc.phos. Die Behandlung mit diesem Mittel ist nicht mehr zeitgemäß.]

Sonstige Erkrankungen in der Mundhöhle

Wenn weißes Exsudat: Kalium chloratum.
Wenn goldgelb: Natrium phosphoricum.
Wenn durchsichtiger, blasiger Schleim: Natrium chloratum.

Entzündung des Zäpfchens: Natrium chloratum.

Zahnfleisch:
Ist das Zahnfleisch blaß, so paßt vorzugsweise Calcium phosphoricum;
hat es einen hellroten Saum, so ist Kalium phosphoricum indiziert. Letzteres paßt auch bei Zahnfleischblutungen.

Mundfäule und Scorbut: Kalium phosphoricum.

*Aphthen und Soor: wenn weiß oder weißgrau: Kalium chloratum;
wenn gelb: Natrium phosphoricum;
wenn ein hellroter Rand vorhanden: Kalium phosphoricum.*

*Entzündung der Zunge:
Ist die Zunge stark geschwollen und dunkelrot: Ferrum phosphoricum.
Tritt Eiterung ein: Silicea.
Gegen Verhärtungen: Calcium fluoratum.*

Der Zungenbelag

Der wahlbestimmende Einfluß des Zungenbelags erstreckt sich nicht auf die Affektionen aller Gewebsgebiete. Er ist aber in den Fällen zu berücksichtigen, auf die ich in dieser Schrift hingewiesen habe.

Wenn jemand, der an einem chronischen Magenkatarrh leidet, dazu noch eine andere (akute) Krankheit erwirbt, so wird sein Zungenbelag nicht immer die Beschaffenheit haben, welche dem gegen die akute Krankheit anzuwendenden Mittel entspricht.

Spricht sich eine vorzugsweise chronische Krankheit durch unbestimmte Symptome aus, dann kann in den allermeisten Fällen der Zungenbelag zur Wahl des richtigen Mittels führen.

Zunge rein und feucht: Natrium chloratum.

Bei schleimiger Schicht und an den Zungenrändern kleinblasiger Speichelschleim: Natrium chloratum.

Bei weißer, nicht schleimiger Schicht paßt Kalium chloratum.

Belag goldgelb und feucht: Natrium phosphoricum.

Zunge gelbschleimig belegt: Kalium sulfuricum.

Zunge schmutzig, bräunlich-grün belegt, dabei bitterer Mundgeschmack: Natrium sulfuricum.

Zunge wie mit flüssigem Senf überstrichen, dabei übelriechender Mundgeruch: Kalium phosphoricum.

Praktische biochemische Therapie 119

Entzündung der serösen Häute

Vorbehaltlich moderner, antibiotischer Behandlung; die Biochemie ist bestenfalls als unterstützende Behandlung gerechtfertigt.

Meningitis, Pleuritis, Perikarditis, Endokarditis, Peritonitis.
Dem ersten Stadium entspricht: Ferrum phosphoricum.
Dem zweiten Stadium entspricht: Kalium chloratum.
Für das Weitere siehe »Exsudate«.

Systemerkrankungen

[Systemerkrankungen der Haut und Schleimhäute werden in der Biochemie nach ihren sichtbaren Erscheinungen diagnostiziert und behandelt, ungeachtet des Ortes und Krankheitsnamens.]

Exsudate und Transsudate

Austritt von Faserstoff [Fibrin]*: Kalium chloratum.*
Austritt von Eiweiß [dem Weißei ähnlich]*: Calcium phosphoricum.*
Austritt von hellem Wasser [wäßriges Exsudat]*: Natrium chloratum.*
Austritt von gelblichem Wasser: Natrium sulfuricum.
Austritt von [dünnflüssigem] *Schleim: Natrium chloratum.*
Wird das Exsudat schmierig, stinkend: Kalium phosphoricum.
Wird ein Schleim-Exsudat gelblich (gelb-schleimig), so paßt Kalium sulfuricum.

Schleimhauterkrankungen

Bei der Mittel-Wahl sind die Konsistenz und die Farbe des Sekretes maßgebend.

Absonderung fibrinös: Kalium chloratum.
Absonderung albuminös: Calcium phosphoricum.
Absonderung goldgelb: Natrium phosphoricum.
Absonderung gelb-schleimig: Kalium sulfuricum.
Absonderung grün: Natrium sulfuricum.
Absonderung hell, durchsichtig: Natrium chloratum.
Absonderung eitrig: Natrium phosphoricum, Silicea.
Absonderung sehr stinkend: Kalium phosphoricum.
Absonderung wundmachend: Natrium chloratum und Kalium phosphoricum [Natr.sulf.].

Aufgrund dieser Unterschiede wähle man die Mittel gegen Schleimhusten, Schnupfen, Stirnhöhlenkatarrh usw.

Polyposis

Wenn die leimgebende Substanz, welche die organische Grundlage der Bindegewebszellen ist, phosphorsauren Kalk verliert, so kann eine Lockerung und Wulstung des betr. Gewebes entstehen. Ist eine Partie des submucösen Bindegewebes durch Verlust von phosphorsaurem Kalk erkrankt, so bildet sich ein Polyp, dessen Heilmittel phosphorsaurer Kalk [Calc.phos.] *ist.*

Hautkrankheiten

Die gegen Schleimhautkrankheiten empfohlenen Mittel entsprechen auch den Hautkrankheiten: Ekzem, Flechten usw.

Bläschen mit sero-fibrinösem Inhalt: Kalium chloratum.
Bläschen mit albuminösem Inhalt: Calcium phosphoricum.
Bläschen mit wasserhellem Inhalt: Natrium chloratum.
Bläschen mit honiggelbem Inhalt: Natrium phosphoricum.
Bläschen mit gelblich-wässrigem Inhalt: Natrium sulfuricum.
Bläschen mit eitrigem Inhalt: Natrium phosphoricum resp. Silicea.
Bläschen mit blutigem, jauchigem Inhalt: Kalium phosphoricum.
Eiterpusteln auf infiltriertem Grunde: Silicea.

Die nach dem Platzen der Bläschen entstandenen Schüppchen, Schuppen oder Borken erfordern folgende Mittel:

Mehlartiger Belag: Kalium chloratum.
Weiß-gelbliche Krusten: Calcium phosphoricum.
Weiße Schuppen: Natrium chloratum.
Honiggelbe Krusten: Natrium phosphoricum.
Gelbliche Schuppen: Natrium sulfuricum.
Gelbe Eiterkrusten: Silicea.
Stinkende, schmierige Krusten oder Schuppen:
Kalium phosphoricum.
Reichliche Epidermis-Abschuppung auf klebrigem Grunde:
Kalium sulfuricum.
Harte Borke in den Handflächen mit oder ohne Schrunden:
Calcium fluoratum.
Anschwellung der Talgdrüsen: Natrium phosphoricum.
Entzündung und Eiterung derselben: Silicea.

Den nässenden Ausschlägen entsprechen die Natriumsalze nach Maßgabe der oben angegebenen Farbunterschiede der Absonderungen.

Gegen Ausschläge, welche nach dem Impfen sich einstellen, wende man Kalium chloratum resp. Natrium phosphoricum an.

Eine phlegmonöse Entzündung der Haut oder des Unterhautbindegewebes erfordert Natrium phosphoricum.

Bildet sich ein Eiterherd, so ist Silicea anzuwenden, welches in einigen Fällen die Resorption des Eiters, in den meisten Fällen aber den Durchbruch des Eiterherdes nach außen und dadurch Heilung bewirkt.
Wird der Eiter übelriechend, so ist Kalium phosphoricum zu geben; bleiben Verhärtungen zurück, so ist Fluorcalcium anwendbar.

Dem Wundsein kleiner Kinder entsprechen Natrium phosphoricum und Natrium chloratum. Ist dabei ein aashaft stinkender Durchfall vorhanden, so gebe man Kalium phosphoricum.

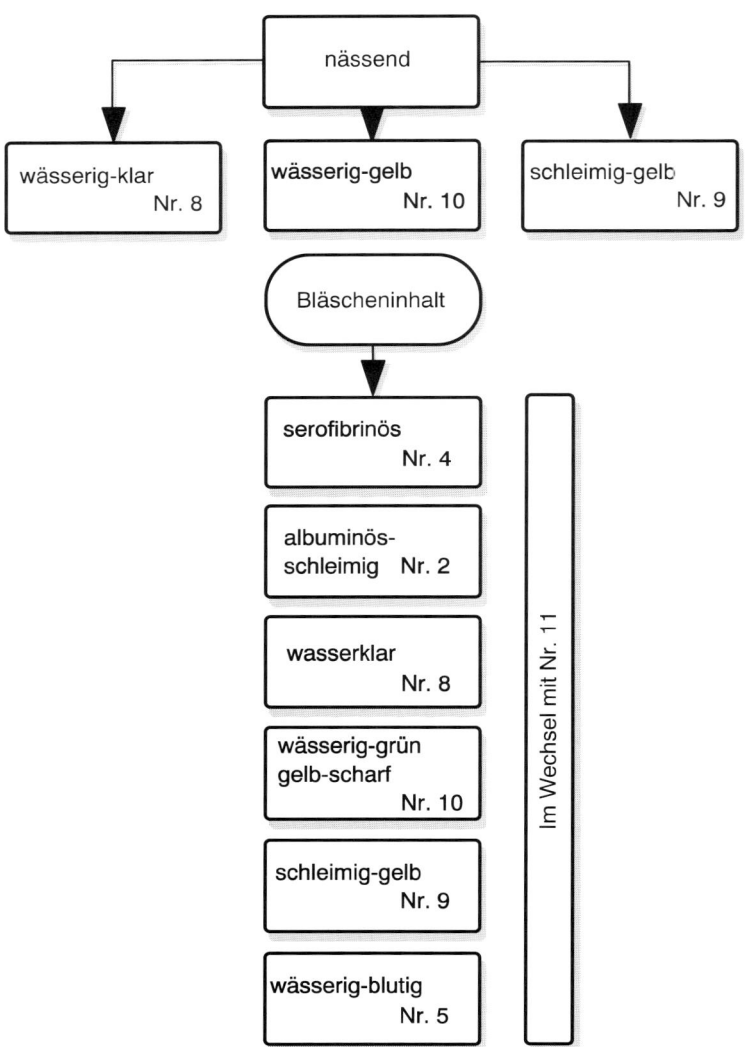

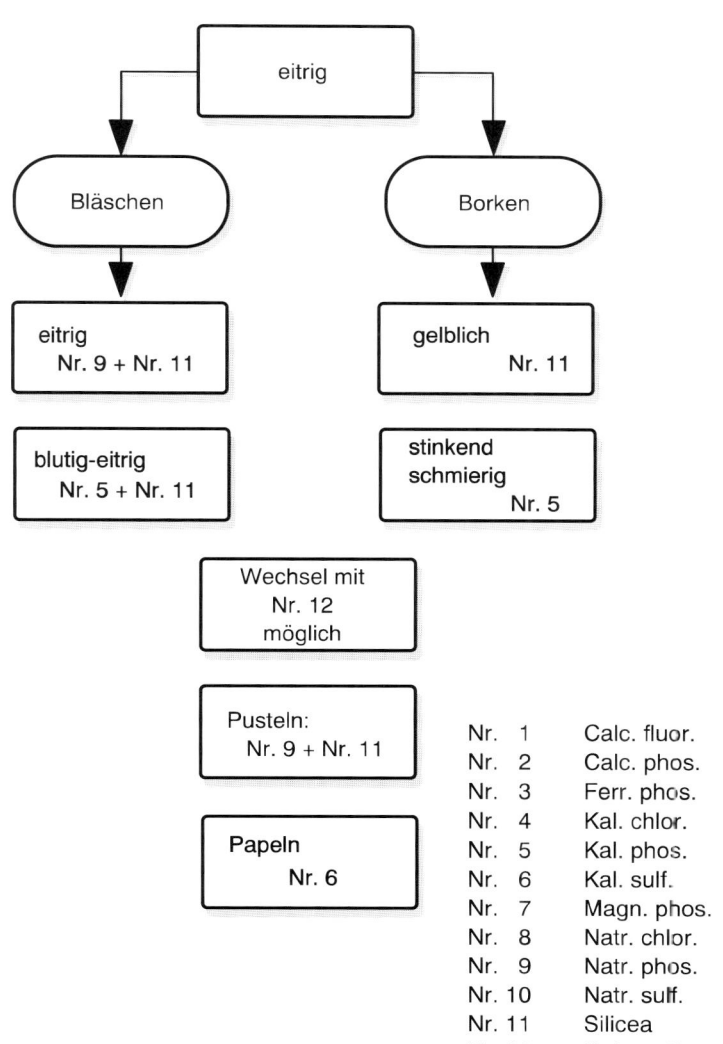

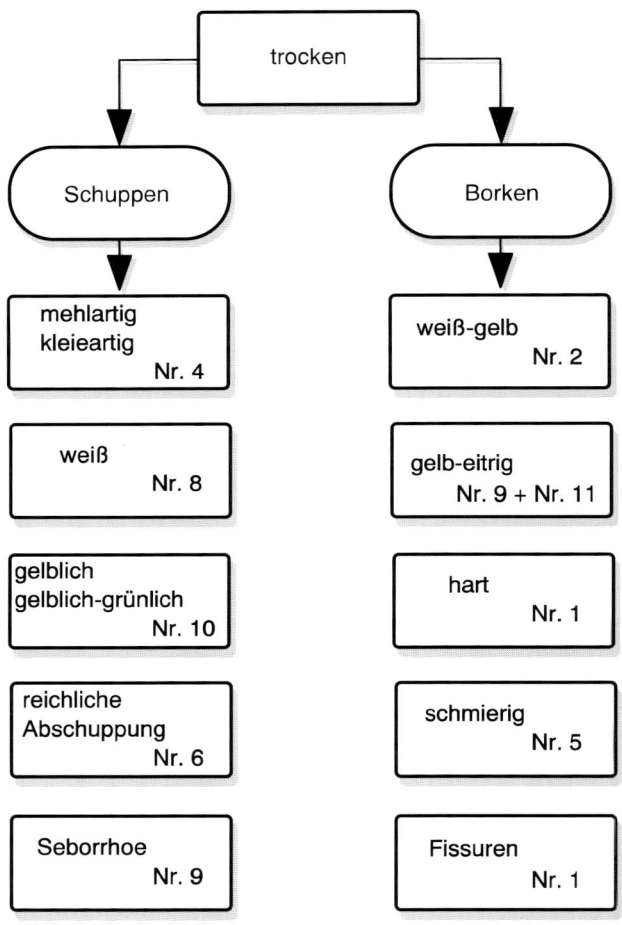

Praktische biochemische Therapie – Hautkrankheiten 125

```
        entzündlich
             │
             ▼
    rot
    Erythem      Nr. 3
```

```
    ödematös     Nr. 10
```

```
    weißes-
    weißgraues
    Exsudat      Nr. 4
```

```
    Nessel-
    ausschlag
    Nr. 8 i.W. Nr. 5
```

```
    Talgdrüse
    Nr. 9 + Nr. 11
```

```
    Hautjucken   Nr. 7
```

Nr. 1	Calc. fluor.
Nr. 2	Calc. phos.
Nr. 3	Ferr. phos.
Nr. 4	Kal. chlor.
Nr. 5	Kal. phos.
Nr. 6	Kal. sulf.
Nr. 7	Magn. phos.
Nr. 8	Natr. chlor.
Nr. 9	Natr. phos.
Nr. 10	Natr. sulf.
Nr. 11	Silicea
Nr. 12	Calc. sulf.

Nesselausschlag: Kalium phosphoricum.
Hautjucken: Magnesium phosphoricum.
Hautschrunden: Calcium fluoratum.
Psoriasis: Magnesium phosphoricum.

Krankheiten der Fingernägel:
Brüchigkeit, Risse, Gelbwerden, Flecke, Verdickung: Silicea.

Rose:
Die ödematöse, weiche Hautentzündung erfordert Natrium sulfuricum, der infiltrierten Hautentzündung entspricht Natrium phosphoricum.
Gegen Gürtelrose wende man Natrium chloratum an.
Bei roseartigen Entzündungen können intensive Fieber- und Entzündungs-Symptome Ferrum phosphoricum indizieren.
Zur Beförderung der Abschuppung dient Kalium sulfuricum..

Pemphigus

Der Pemphigus vulgaris (Blasen und Bläschen mit wäßrigem Inhalt und praller Oberfläche) erfordert Natrium sulfuricum, wenn die Flüssigkeit gelblich,
Natrium chloratum, wenn sie wasserhell ist.
Dem Pemphigus malignus (Blasen und Bläschen mit wäßrig-blutigem Inhalt und welker, faltiger Oberfläche) entspricht Kalium phosphoricum.

Verbrennung und Verbrühung

Hat sich eine Blase gebildet, so gebe man Natrium chloratum.
Ist eine mit weißem oder weiß-grauem Exsudate bedeckte Wundfläche vorhanden, so gebe man Kalium chloratum.
Ist schon eine Eiterung entstanden, so paßt Silicea.
(Innere und äußere Anwendung des betr. Mittels.)

Frostbeulen, frische und eiternde: Natrium sulfuricum.
Panaritium: Silicea.
Furunkel: Silicea.
Karbunkel: Calcium fluoratum, später eventuell Kalium phosphoricum [Calc.sulf.]

Wildfleisch [Caro luxurians]: *Kalium chloratum, evtl. Silicea.*

Folgen von Insektenstichen: Natrium chloratum (äußerlich).

Warzen an den Händen: Kalium chloratum.
Man löse ein erbsengroßes Quantum der Verreibung in einem Eßlöffel voll Wasser und befeuchte einige Male täglich mit dieser Lösung die Warzen und die umgebende Haut. Auch Natrium sulfuricum ist anwendbar. Es entzieht der Basis der Warzen Wasser und bewirkt dadurch ein Schrumpfen und Abfallen derselben.

Unterschenkelgeschwüre

Es kommen hier die gegen Haut- und Schleimhautkrankheiten empfohlenen Mittel in Betracht.
In erster Linie stehen Natrium chloratum und Natrium sulfuricum.
Den varicösen Geschwüren entspricht Calcium fluoratum.

Knochenkrankheiten

Die Periostitis mit Tendenz zur Eiterung erfordert Silicea.
Harte, höckerige, zackige Erhabenheiten auf der Knochenoberfläche erfordern Calcium fluoratum.
Besser als Silicea wird dies Mittel gegen die sog. Kopfblutgeschwulst [Hämangiom – Hämangioma cavernosum] *mit knöchernem Walle auf dem Seitenwandbeine der Neugeborenen passen.*

Die englische Krankheit erfordert Calcium phosphoricum.
Gesellt sich Atrophie mit stinkendem Durchfall hinzu, so muß dieser Zustand zuerst mittels Kalium phosphoricum beseitigt werden. Etwaiger Säure-Überschuß muß mittels Natrium phosphoricum getilgt werden.

Die Phosphormoleküle verbinden sich im Organismus mit Sauerstoffmolekülen zu Phosphorsäure. Diese verbindet sich mit Molekülen kohlensauren Kalks, unter Ausscheidung von Kohlensäure, zu phosphorsaurem Kalk.

Eine solche Rachitisbehandlung stimmt mit der in diesem Buche angegebenen Behandlungsweise quantitativ und qualitativ überein, wenn der phosphorsaure Kalk in dritter Dezimalverreibung verabreicht wird.

Da ein Teil der Moleküle des Phosphors resp. der Phosphorsäure auf dem Wege nach ihrem Bestimmungsorte Gelegenheit findet, sich mit Molekülen des im Blute vorhandenen Natriums zu verbinden, so erhalten die betr. Zellen vielleicht nur einen Teil der für sie bestimmten Phosphor-Gabe. In der Möglichkeit, daß das Natrium alle Moleküle des verabreichten Phosphors in Anspruch nimmt, liegt die Erklärung der manchmal vorkommenden Mißerfolge. Verabreicht man aber phosphorsauren Kalk, so verfährt man sicherer, weil dieser mit den oben erwähnten Salzen keine Verbindungen eingeht.

Hüftgelenkentzündung der Skrofulösen:
Natrium phosphoricum und Silicea.

Bleichsucht und andere anämische Zustände

Die Blutkörperchen enthalten Eisen, schwefelsaures Kalium, Chlorkalium, phosphorsaures Kalium, phosphorsauren Kalk, phosphorsaures Magnesium und phosphorsaures Natrium.

Im Bluteiweiß ist das für die Blutkörperchen erforderliche Eisen in genügender Menge vorhanden. In der normalen (roten) Blutzelle verhält sich das Eisen zu den Zellen dem Gewichte nach wie 1:1000.

Die nachfolgenden Ausführungen Schüßlers über die Wirkungsweise des Natrium chloratum sind veraltet und nur aus der Zeit verständlich, in der eine Vermehrung der Erythrozyten im Blut selbst für möglich gehalten wurde. Die günstige Wirkung des Mittels bei der Chlorose ist empirisch bewährt.

Chlornatrium (Natrium chloratum) und phosphorsaurer Kalk (Calcium phoricum) sind die Heilmittel der Bleichsucht.

Kann in einem gegebenen Falle nicht genau ermittelt werden, welches von beiden Mitteln indiziert ist, dann ist der abwechselnde Gebrauch beider Mittel statthaft.

Anämische Zustände, welche durch deprimierende Gemütsaffekte veranlaßt worden sind, erfordern zu ihrer Heilung Kalium phosphoricum, weil dieses Salz in den Blutkörperchen und im Plasma der betr. Kranken im Minimum vorhanden ist.

Das Allgemeinbefinden der Kranken hat sein Spiegelbild in der Charakteristik des Kalium phosphoricum.

Es ist sehr schwierig nachzuvollziehen, warum Schüßler das Eisen zur Therapie anämischer Zustände nicht herangezogen hat. Er widmet in einer früheren Ausgabe der Chlorose, die eindeutig konstitutionellen Charakter besitzt, ein ganzes Kapitel. Er zitiert darin Untersuchungen des Physiologen Bunge, der zwar im venösen, nicht aber im arteriellen Blute bleichsüchtiger Patienten Eisen feststellen konnte. Schüßler wurde diesbezüglich wohl ein Opfer seiner Wissenschaftsgläubigkeit.

Die Ärzte seiner Zeit übten die Eisentherapie mit wechselndem Erfolg aus, da mangels wissenschaftlicher Erkenntnisse die verschiedenen Eisenpräparate pharmakologisch nur ungenügend differenziert werden konnten.

Dennoch stellt sich die Frage, warum er nicht seiner eigenen Erfahrung vertraut hat.

Dazu muß gesagt werden, daß er Ferrum phosphoricum nur gegen Entzündungen und hyperämische Zustände angewandt hat. Dabei benutzte er ausschließlich die 12. Dezimalpotenz, die jedoch für die Eisentherapie der Bleichsucht viel zu hoch ist und einen zu geringen Fe-Gehalt besitzt. Anscheinend hat er damit bei diesem Leiden Mißerfolge erfahren müssen und dann nach Alternativen gesucht.

Ferrum phos. sollte in diesen Fällen als D3 verabreicht, oder, wie im Anhang dargestellt, ein anderes Eisensalz ausgewählt werden.

Die Chlorose tritt fast nur bei jungen Mädchen auf und beruht auf einer lymphatischen Fehlentwicklung. Es ist daher anzuraten, daß bei der erethischen

Form Calc.phos. – bei der torpiden das ergänzende Mittel Calc.chlor. im Wechsel verordnet werden.

Skrofulose

Lymphatische Hyperplasie im Kindes- und Jugendalter. Schüßler stellt in diesem Kapitel seine Theorie der skrofulösen Pathogenese vor, die in dieser speziellen Version wissenschaftlich überholt ist. Er führt das Leiden auf eine pathologische, metabolische Milchsäuresynthese zurück. Tatsächlich ist der saure Geruch der Haut und aller Ausscheidungen bei der Skrofulose seit jeher bekannt. Die Entstehung von Lymphdrüsengeschwülsten erklärt er durch das Auftreten von Milchsäure in den Lymphknoten.

> *Die Geschwülste können, solange sie nicht verhärtet sind, mittels Natrium phosphoricum beseitigt werden, weil dieses Salz die Milchsäure tilgt.*
>
> *Da die Lymphe auch Fett enthält, können die geronnenen Eiweißstoffe verkäsen. Vollzieht sich eine Verkäsung in Drüsen oder an anderen Stellen, so ist Magnesium phosphoricum in Anwendung zu bringen. Solange eine Verkäsung nicht erfolgt ist, muß Natrium phosphoricum verabreicht werden.*
>
> *Der Verkäsungszustand erfordert Magnesium phosphoricum. Dieses ist dasjenige chemisch-physiologische Funktionsmittel, welches die selbsttätige Bewegung aller Zellen vermittelt. Vermöge ihrer selbsttätigen Bewegung sind gesunde Zellen imstande, Stoffe, von denen sie belästigt werden, abzustoßen. Wenn die in der Nähe verkäster Massen befindlichen Zellen zu schwach sind, um die erwähnten Massen abstoßen zu können, so fehlt ihnen Magnesium phosphoricum.*
>
> *Durch therapeutische Zufuhr minimaler Quantitäten dieses Salzes werden die betr. Zellen in integrum restituiert und demzufolge befähigt, diese Stoffe allmählich abzustoßen. Die Trümmer des Abgestoßenen werden auf den gewöhnlichen Ausscheidungswegen aus dem Organismus entfernt.*
>
> *Neben dem Gebrauch von Magnesium phosphoricum ist die Anwendung anderer biochemischer Mittel gegen katarrhalische Beschwerden erforderlich.*

Die biochemische Behandlung von Schmerzzuständen

Kopf- und Gesichtsschmerzen

Stechen, Drücken oder Klopfen – verschlimmert durch Schütteln des Kopfes, durch Bücken – überhaupt durch jegliche Bewegung: Ferrum phosphoricum.

Schmerzen mit Hitze und Röte des Gesichts: Ferrum phosphoricum.

Schmerzen mit Erbrechen von Galle: Natrium sulfuricum.

Schmerzen mit Erbrechen von durchsichtigem Schleim oder Wasser: Natrium chloratum.

Schmerzen mit Erbrechen von Speisen: Ferrum phosphoricum.

Schmerzen mit Auswürgen von weißem Schleim: Kalium chloratum. Lebhafte, schießende, stechende Schmerzen, welche Pausen machen und die Stelle wechseln: Magnesium phosphoricum.

Schmerzen bei blassen, empfindlichen, reizbaren Personen: Kalium phosphoricum.

Schmerzanfälle mit nachfolgender großer Schwäche: Kalium phosphoricum .

Schmerzen, welche im warmen Zimmer und abends sich verschlimmern, in freier, kühler Luft sich bessern: Kalium sulfuricum.

Schmerzen mit gleichzeitigem Auftreten kleiner erbsengroßer Knötchen auf dem behaarten Kopf: Silicea.

Schmerzen bei hell-schleimig belegter Zunge und trägem Stuhlgang: Natrium chloratum.

Schmerzen mit reichlichem, scharfem Tränenfluß: Natrium chloratum.

Kopf- oder Gesichtsneuralgie:
Natrium sulfuricum, evtl. Natrium chloratum.

Schmerzen mit Kribbeln, Kälte oder Taubheitsgefühl:
Calcium phosphoricum.

Die Kopfschmerzen der Kinder werden in der Regel durch Ferrum phosphoricum rasch geheilt.

Zahnschmerzen

Schmerz mit Speichel oder Tränenfluß: Natrium chloratum.
Schmerz mit Geschwulst des Zahnfleisches und der Backe:
Kalium chloratum;
genügt Kalium chloratum nicht: Silicea;
ist die Geschwulst knochenhart: Calcium fluoratum.

Schmerz, welcher rasch die Stelle wechselt, Pausen macht und durch Wärme gelindert wird: Magnesium phosphoricum.

Schmerz, welcher durch Druck gebessert, durch leise Berührung verschlimmert wird: Magnesium phosphoricum.

Schmerz, welcher im warmen Zimmer und abends sich verschlimmert, in freier, kühler Luft sich bessert: Kalium sulfuricum .

Backenhitze, Verschlimmerung des Schmerzes durch Wärme, Linderung durch kalte Getränke: Ferrum phosphoricum.

Wenn das Zahnfleisch blutet oder einen hell-rötlichen Saum hat:
Kalium phosphoricum.

Wenn der schmerzhafte Zahn lose und die Oberfläche desselben gegen die leiseste Berührung empfindlich ist: Calcium fluoratum.

Beschwerden beim Zahnen der Kinder

Calcium phosphoricum und besonders Calcium fluoratum befördern den Durchbruch der Zähne.

Ist Fieber vorhanden: Ferrum phosphoricum.

Krämpfe mit Fieber: Ferrum phosphoricum.

Krämpfe ohne Fieber: Magnesium phosphoricum und Calcium phosphoricum.

Augenentzündung dabei: Ferrum phosphoricum, Calcium phosphoricum.

Speichelfluß: Natrium chloratum.

Stimmritzenkrampf: Magnesium phosphoricum.

Krampfhusten: Magnesium phosphoricum.

Blasenkrampf: Magnesium phosphoricum.
Durchfall siehe unter »Durchfall«.

Schmerzen im Magen und Bauch

Akute Magenentzündung mit heftigem Schmerz der aufgetriebenen Magengegend, Erbrechen und Fieber: Ferrum phosphoricum.

Wenn bei einem zu spät in Behandlung gekommenen Falle Symptome des Kräfteverfalls, Trockenheit der Zunge etc. vorhanden sind, so wird Kalium phosphoricum zu geben sein.

Akute und chronische Magenschmerzen, welche nach Speisengenuß und bei Druck auf die Magengegend sich verschlimmern – und besonders wenn Speiseerbrechen sich einstellt, verlangen Ferrum phosphoricum.

Krampfhafte Magenschmerzen bei reiner Zunge: Magnesium phosphoricum.

Gefühl krampfhaften Zusammenschnürens: Magnesium phosphoricum.

Magenschmerz mit Wasserzusammenlaufen im Munde: Natrium chloratum.

Magenschmerz mit Schleimerbrechen bei Trägheit des Stuhlganges: Natrium chloratum.

Wenn gegen den zuletzt genannten Magenschmerz Natrium chloratum nicht vollständig genügt, so ist in der Regel ein Zungenbelag vorhanden, welcher Kalium chloratum resp. Kalium sulfuricum verlangt.

Druck und Völlegefühl mit gelb-schleimigem Zungenbelag: Kalium sulfuricum.

Kneipen im Magen mit Aufstoßen von Luft in kleinen, keine Erleichterung verschaffenden Portionen: Magnesium phosphoricum.

Schmerzen, durch Windstauung im Dickdarm bedingt: Natrium sulfuricum.

Kolik in der Nabelgegend, zum Krümmen nötigend: Magnesium phosphoricum.

Blähungskoliken kleiner Kinder mit Anziehen der Beine, mit oder ohne Durchfall: Magnesium phosphoricum.
Ist Säureüberschuß vorhanden, so gebe man Natrium phosphoricum.

Bei den von Erbrechen begleiteten Magenschmerzen indiziert die Beschaffenheit des Erbrochenen das Mittel.

Gastrische Beschwerden mit vorwaltender Säure (Sodbrennen): Natrium phosphoricum;
nach Fettgenuß: Natrium phosphoricum.

Magengeschwür: Das runde Magengeschwür, welches durch eine Funktionsstörung trophischer Fasern des Sympathikus bedingt ist, erfordert Kalium phosphoricum.

Windkolik mit Verstopfung, bei Erwachsenen: Natrium sulfuricum.

Gallensteinkolik (Einklemmung eines Steins im Duktus choledochus): Magnesium phosphoricum.
Natrium phosphoricum kann die Neubildung von Gallensteinen verhüten.

Magenerweiterung: Kalium phosphoricum.

Nacken-, Rücken- und Gliederschmerzen

Schmerzen, die nur während der Bewegung empfunden oder durch Bewegung verschlimmert werden, erfordern Ferrum phosphoricum (als zweites Mittel paßt Kalium chloratum).

Schmerzen, lähmende, *die bei mäßiger Bewegung gebessert – durch Anstrengung (zu lange fortgesetztes Gehen) verschlimmert und besonders nach dem Aufstehen vom Sitzen (zu Anfang der Bewegung) am meisten empfunden werden: Kalium phosphoricum.*

Schmerzen mit Taubheits- oder Kältegefühl oder Kribbeln, schlimmer nachts und in der Ruhe: Calcium phosphoricum.

Schmerzen, lebhafte, schießende, bohrende, Pausen machende, den Platz wechselnde: Magnesium phosphoricum.

Schmerzen, *welche im warmen Zimmer und gegen Abend sich verschlimmern, in freier, kühler Luft sich bessern: Kalium sulfuricum.*

Bei Schmerzen, die der Patient nicht genau beschreiben kann, muß irgend ein wahlbestimmendes Nebensymptom wie Bläschenausschlag, Zungenbelag usw. ermittelt werden.

Hexenschuß: Ferrum phosphoricum, Natrium phosphoricum
[im akuten Anfall: Kalium chloratum in kurzen Abständen].

Hüftschmerzen:
Den [neuralgischen] entsprechen Kalium phosphoricum und Magnesium phosphoricum (nach der Art der Schmerzen zu wählen),
den entzündlichen: Ferrum phosphoricum,
den rheumatisch-gichtischen: Natrium phosphoricum,
und wenn chronisch: Silicea
[zusammen oder im Wechsel mit Calc.fluor.].

Das Hygroma patellae und der Hydrops genu erfordern Natrium chloratum, Calcium phosphoricum, eventuell ist Silicea anzuwenden.

Krampfartige Beschwerden und andere Nervenaffektionen

Gegen Herzklopfen sind Ferrum phosphoricum, Kalium chloratum, Natrium chloratum, Kalium phosphoricum, Kalium sulfuricum usw. nach Maßgabe der jeden einzelnen Fall begleitenden Nebensymptome anzuwenden.

Gegen Stimmritzenkrampf, Kinnbackenkrampf, Wadenkrampf, Schreibkrampf etc. nützen:
Magnesium phosphoricum, Calcium phosphoricum und
Kalium phosphoricum.

Kalium phosphoricum entspricht den Krämpfen, welche nach Überanstrengung der betreffenden Teile entstanden sind.

Agoraphobie [Platzangst]: *Kalium phosphoricum.*

Den Krämpfen anämischer und rachitischer Personen entspricht Calcium phosphoricum.

Schüßler gibt in diesem Abschnitt auch Empfehlungen für die Epilepsie. Diese sind heute selbstverständlich veraltet. Zur Unterstützung der modernen Behandlung sind allerdings Kalium phosphoricum und Magnesium phosphoricum möglich. Den nächtlichen Anfällen entspricht nach Schüßler Silicea.

Therapiehinweise zu gewissen Symptomen

Schwindel

*Durch Blutandrang bedingter Schwindel wird durch Ferrum phosphoricum,
nervöser durch Kalium phosphoricum geheilt.*

Sind gastrische Beschwerden dabei, so muß der Zungenbelag berücksichtigt werden.

Heiserkeit

*Bei der einfachen, nach Erkältung entstandenen Heiserkeit paßt Kalium chloratum.
Selten ist noch Kalium sulfuricum erforderlich.*

Ist die Heiserkeit eine Folge von Überanstrengung der Stimmorgane (bei Schauspielern, Sängern etc.), so nützt Ferrum phosphoricum, eventuell Kalium phosphoricum.

Husten – Krampfhusten

Der akute, kurze, krampfhafte, sehr schmerzhafte Husten erfordert Ferrum phosphoricum, dann Kalium chloratum.

*Dem entzündlich-katarrhalischen Stadium entspricht Ferrum phosphoricum,
dem nervösen: Magnesium phosphoricum.*

*Gegen das Speiseerbrechen nützt Ferrum phosphoricum.
Nach Maßgabe der Beschaffenheit des Schleimes sind Kalium chloratum, Natrium chloratum und Kalium sulfuricum zu wählen
(siehe »Schleimhautkrankheiten‹‹).*

Ein besonderes Nebensymptom kann den Gebrauch eines demselben entsprechenden Zwischenmittels, etwa: Kalium phosphoricum, Calcium phosphoricum notwendig machen.

Dem wirklichen Krampfhusten (Keuchhusten) entspricht Magnesium phosphoricum.

Asthmatoide Beschwerden

Dem nervösen Asthma entsprechen Kalium phosphoricum und Magnesium phosphoricum – das letztere bei vorwaltenden Blähungsbeschwerden.
[Das Hauptmittel bei Chronifizierung des Leidens ist Kalium chloratum.]

Diejenigen Atmungsbeschwerden, welche mit katarrhalischen Erscheinungen einhergehen resp. dadurch bedingt sind, indizieren die Mittel, welche der Qualität des Schleimes entsprechen
(siehe das Kapitel Schleimhautkranklleiten).

Erbrechen

Erbrechen von Speisen: Ferrum phosphoricum.

Erbrechen von Speisen nebst saurer Flüssigkeit: Ferrum phosphoricum.

Erbrechen von wäßriger Flüssigkeit: Natrium chloratum.

Erbrechen von Galle allein: Natrium sulfuricum.

Erbrechen von durchsichtigem Schleim: Natrium muriaticum.

Erbrechen mit Auswürgen von weißem, fadenziehendem Schleim: Kalium chloratum.

Erbrechen saurer Flüssigkeit oder käsiger Massen: Natrium phosphoricum.

Erbrechen von Blut: Ferrum phosphoricum, Kalium phosphoricum und Natrium phosphoricum.

Erbrechen während der Dentition: Calcium phosphoricum – Calcium fluoratum.

Seekrankheit: *Natrium phosphoricum.*

Durchfall

Entleerungen wäßrig, schleimig: Natrium chloratum.
Entleerungen aashaft stinkend: Kalium phosphoricum.
Entleerungen wäßrig-gallig: Natrium sulfuricum.
Entleerungen blutig, blutig-schleimig: Kalium chloratum.
Entleerungen eitrig, blutig-eitrig: Natrium phosphoricum, evtl. Silicea.
Entleerungen unverdauter Speisen: Ferrum phosphoricum.

Durch überschüssige Säure bedingter Durchfall: Natrium phosphoricum.

Wäßriger Durchfall mit Leibschneiden vor jeder Entleerung: Magnesium phosphoricum.

Enteritis – Colitis

[Die nachfolgenden Mittel können mit einfachen Obstipantia, wie z.B. Kohlepräparaten, Teezubereitungen etc., kombiniert werden.]

Ferrum phosphoricum und Kalium chloratum genügen in den meisten Fällen [häufige Gaben].

Krampfhafte Bauchschmerzen, welche durch Drücken und Zusammenkrümmen erleichtert werden, erfordern Magnesium phosphoricum.

Stellen sich Delirien, Bauchauftreibung ein, haben die Abgänge einen aashaften Gestank, so paßt Kalium phosphoricum. Dies Mittel paßt auch, wenn ohne Zeichen der Fäulnis reines Blut in Menge abgeht.
[Die letzteren Krankheitssymptome verweisen auf schwere Infektionen und erfordern i.d.R. Klinikeinweisung!]

Gelbsucht [Ikterus]

[Die nachfolgenden Empfehlungen dienen lediglich einer symptomatischen Zusatztherapie – Grundleiden beachten!]

Gegen jeden Fall von Gelbsucht wende man zunächst Natrium sulfuricum an. In den meisten Fällen wird man mit diesem Mittel Besserung bewirken.

> *In zweiter Reihe stehen Kalium sulfuricum sowie Kalium chloratum [besonders bei Stauungsgallenblase und Cholangitis] und Natrium chloratum, nach Maßgabe der Nebensymptome zu wählen.*

Die Pathogenese der Lebererkrankungen waren zu Zeiten des Verfassers noch weitgehend unbekannt. Das in zweiter Reihe genannte Kalium sulfuricum gilt heute, in seiner Eigenschaft als Epithelmittel, als wichtigstes für die parenchymatösen Lebererkrankungen. Das an erster Stelle genannte Natr.sulf. ist dadurch nicht überflüssig geworden. Da es die Gallenausscheidung fördert, dient es zusätzlich der Ausscheidung toxischer Metaboliten.

Bei Gallenkoliken (rezidivierenden): Natr.sulf. und Magn.phos.
In häufigen und hohen Dosen – jeweils 10–20 Tabl. in Wasser gelöst.

Siehe auch dazu die ergänzenden Mittel im Anhang.

Gelenkrheumatimus, Gicht

> *Natrium phosphoricum macht die an den betr. Stellen angesammelte Harnsäure unschädlich. Alsdann verläßt diese auf dem Wege des Stoffwechsels den Organismus.*
>
> *Ablagerungen harnsaurer Salze erfordern Silicea.*
>
> *In Betreff des Muskelrheumatismus verweise ich auf das unter der Überschrift »Nacken-, Rücken- und Gliederschmerzen« angegebene.*

Spezielle und organische Erkrankungen

Augen

Blepharitis ciliaris: Kalium chloratum, Natrium phosphoricum.

Gerstenkörner [Hordeolum], Knötchen, Verhärtungen der Lider: Silicea, Calcium fluoratum.

Hyperämie der Bindehaut ohne Absonderung: Ferrum phosphoricum.

Absonderung weiß, weiß-grau: Kalium chloratum.

Absonderung wäßrig-schleimig: Natrium chloratum.

Absonderung gelb-schleimig: Kalium sulfuricum.

Absonderung dick, gelb, eiterig: Natrium phosphoricum, eventuell Silicea.

Absonderung gelblich-grün: Natrium sulfuricum.

Absonderung rahmartig: Natrium phosphoricum.

Hornhautentzündung:
Kalium chloratum, wenn das Exsudat weißgrau;
Calcium phosphoricum, wenn es weiß;
Natrium phosphoricum, wenn es gelb ist.
Bläschen auf der Hornhaut: Natrium chloratum.
Flaches Geschwür: Kalium chloratum.
Tiefes Geschwür: Silicea.

Hornhautflecke:
Mit einer Verdünnung von Natrium chloratum ist der Fleck mehrere Male täglich zu bespülen.

Die Moleküle des Natrium chloratum, welche an der betr. Stelle haften bleiben, bewirken durch ihre Feuchtigkeit anziehende Kraft eine allmähliche Durchfeuchtung und demzufolge eine Einschmelzung des Fleckes.

Es ist anzunehmen, daß Schüßler eine einfache, verdünnte Kochsalzlösung, ohne den sonst unumgänglichen Milchzucker meint. Wilhelm Scharff (1899) nennt ebenfalls eine »wäßrige Lösung des Mittels«.

Hypopyon: Silicea.

Regenbogenhautentzündung: Kalium chloratum, Natrium chloratum.

Netzhautentzündung: Ferrum phosphoricum.

Netzhautexsudat: Kalium chloratum.

*Lichtscheu nach Überreizung, ohne sonstige Symptome:
Kalium phosphoricum.*

Funkensehen: Natrium phosphoricum, Magnesium phosphoricum.

*Krampfhaftes Schielen: Magnesium phosphoricum,
durch Würmer bedingt: Natrium phosphoricum.
Schielen nach Diphtherie: Kalium phosphoricum.
Asthenopie, nervöse: Kalium phosphoricum.
Asthenopie, hydrämische: Natrium chloratum.*

*Heftige, bohrende Schmerzen im Auge,
als rein nervöse [neuralgische] Affektion: Magnesium phosphoricum;
als rheumatische Affektion: Natrium phosphoricum;
als gichtische: Silicea.*

Täglich zu bestimmter Zeit auftretende Augenschmerzen mit Tränenfluß: Natrium chloratum.

*Augenentzündung der Neugeborenen:
Hauptmittel Natrium phosphoricum,
andere biochemische Mittel nach Maßgabe der Beschaffenheit des Sekretes.*

*Augenentzündung der Skrofulösen:
Hauptmittel Natrium phosphoricum, Magnesium phosphoricum.*

Spezielle und organische Erkrankungen 143

Schnupfen

Fließschnupfen: Sekret wäßrig, hell-schleimig: Natrium chloratum.

Sekret gelb-schleimig: Kalium sulfuricum.

Sekret dick, eitrig: Natrium phosphoricum resp. Silicea.

Stockschnupfen: Kalium chloratum;
bei Skrofulösen: Natrium phosphoricum.

Gegen Ozaena nützen Natrium phophoricum und Magnesium phosphoricum.

Wird ein grüner Schleim abgesondert, so paßt Natrium sulfuricum.

Ohren

Durch Hyperämie bedingte Schmerzen, Ohrgeräusche oder Schwerhörigkeit erfordern Ferrum phosphoricum.

Gegen nervöse Affektionen wähle man individualisierend Magnesium phosphoricum resp. Calcium phosphoricum, Kalium phosphoricum.

Entzündliche Verschwellung des äußeren Gehörganges: Silicea.

Ausfluß dünner, gelber Flüssigkeit: Kalium sulfuricum.

Ausfluß dicken Eiters: Silicea, Natrium phosphoricum.

Schwerhörigkeit, bedingt durch Verschwellung und Katarrh der Eustachischen Röhre und der Paukenhöhle: Kalium chloratum, Natrium chloratum,

ist Grund zu der Annahme vorhanden, daß eine Schwerhörigkeit durch verhärtete Exsudate im inneren Ohr bedingt ist, so gebe man Silicea und Calcium fluoratum.

Mumps: Kalium chloratum,
und bei reichlichem Speichelflusse: Natrium chloratum.

Erkrankungen im Schädelbereich

Gehirnerschütterung:
Kalium phosphoricum ist das entsprechende Mittel; bleiben Sehstörungen zurück, so ist *Magnesium phosphoricum* indiziert.

Hydrocephaloid: Calcium phosphoricum.

Chronischer Wasserkopf: Calcium phosphoricum.

Cephalhaematom: Calcium fluoratum.

Kraniotabes [frühestes Rachitiszeichen]: *Calcium phosphoricum.*
Zu langes Offenbleiben der Fontanellen: Calcium phosphoricum.

Ist bei einer dieser Krankheiten ein aashaft stinkender Durchfall vorhanden, so muß Kalium phosphoricum als Zwischenmittel gegeben werden.

Schlagfluß: Silicea [zur Nachsorge].

Kropf

Magnesium phosphoricum [In der Folgezeit hat sich Calc. fluor. gut bewährt].

Brustdrüsenentzündung, Mastitis

Zuerst ist Natrium phosphoricum anzuwenden, welches, frühzeitig gegeben, die Resorption bewirken kann.
Bildet sich ein Eiterherd, so ist Silicea anwendbar.
Verhärtung: Calcium fluoratum.

Milchabsonderung

Natrium sulfuricum vermindert die Milchabsonderung.
Calcium phosphoricum vermehrt die Milchabsonderung.

Natrium muriaticum ist anwendbar, wenn die Milch wäßrig-bläulich ist.

Nierenkrankheiten

Der Nierenentzündung entsprechen:
Ferrum phosphoricum, Kalium chloratum und Natrium phosphoricum.
Dem Eiweißharnen entsprechen: Calcium phosphoricum, Kalium sulfuricum, Kalium phosphoricum und Natrium chloratum.

Die begleitenden Symptome und die konstitutionellen Verhältnisse der betr. Kranken müssen bei der Wahl der Mittel den Ausschlag geben.

Das Eiweißharnen nach Scharlach erfordert Kalium sulfuricum. Die gesunden Epithelzellen der Harnkanälchen leisten dem Drucke des Blut-Eiweißes Widerstand; nur die erkrankten Zellen lassen Eiweiß in die Harnkanälchen treten.

Das betr. Epithel kann erkranken wegen mangelhafter Sauerstoffzufuhr oder wegen zu frühzeitigen Zerfalls oder wegen verzögerter Teilung und Neubildung von Zellen.

Silieca verhindert die Bildung von Nierengries.

Blasenkatarrh

In erster Linie kommt Natrium phosphoricum in Betracht
(siehe eventuell »Schleimhautkrankheiten«).
Dem chronischen Blasenkatarrh entspricht meistens Silicea.

Harnverhaltung resp. Bettnässen

Aus der Charakteristik der Wirkungen des Natrium sulfuricum geht hervor, daß dieses Mittel sowohl eine Harnverhaltung als auch unwillkürliches Harnen heilen kann. Ist aber die eine oder die andere der in Rede stehenden Krankheiten durch eine allgemeine oder eine lokale Neurasthenie bedingt, so ist Kalium phosphoricum anwendbar.

Gegen eine durch einen Krampf des Blasenschließmuskels bedingte Harnverhaltung nützt Magnesium phosphoricum.

Bei Kindern, die an Würmern leiden, ist Natrium phosphoricum gegen das Bettnässen indiziert.
Ferrum phosphoricum heilt die mit Hitze verbundene Harnverhaltung kleiner Kinder.

Hämorrhoiden

Das Heilmittel der Hämorrhoiden ist Calcium fluoratum. Sind die Knoten entzündet, so ist Ferrum phosphoricum anzuwenden; bei heftigen Schmerzen ohne Entzündung paßt Magnesium phosphoricum.

Die therapeutischen Hinweise der nachfolgenden Indikationen sind im Wesentlichen veraltet und können mit modernen Arzneimitteln wirksamer als vor hundert Jahren behandelt werden. Möglicherweise können biochemische Mittel im einen oder anderen geeigneten Falle als unterstützende Maßnahme Verwendung finden.

Masern

Die begleitenden Symptome indizieren das jeweilige Heilmittel. Ferrum phosphoricum, Kalium chloratum, Kalium sulfuricum und Natrium chloratum kommen vorzugsweise in Betracht.

Lungenödem

[Die Biochemie darf nur als begleitende Behandlung angewandt werden!]

Atemnot, Bläue des Gesichts, Krampfhusten, wobei eine schaumig-seröse Masse herausbefördert wird, erfordern Kalium phosphoricum und Natrium chloratum.

Menstrualkolik [Dysmenorrhoe]

Gewöhnlich: Magnesium phosphoricum,
den blassen, empfindlichen, reizbaren, weinerlichen Personen entspricht Kalium phosphoricum.

Bei Pulsbeschleunigung und vermehrter Gesichtsröte ist Ferrum phosphoricum zu geben.

Vaginismus

Ferrum phosphoricum, Magnesium phosphoricum.

Würmer

Natrium phosphoricum nützt gegen Spulwürmer dadurch, daß es überschüssige Milchsäure tilgt, welche eine Existenzbedingung für die genannten Würmer ist.
Madenwürmer: Natrium chloratum.

Mechanische Verletzungen

Quetschungen, Schnitt- und andere frische Wunden, Verstauchungen usw. erfordern gleich anfangs Ferrum phosphoricum.
Bleibt nach dem Gebrauche dieses Mittels eine Geschwulst der betr. Stelle zurück, so gebe man Kalium chloratum.

Ist in vernachlässigten Fällen eine Eiterung entstanden, so paßt Silicea.

Verjauchung oder Brand: Kalium phosphoricum.

Knochenbrüche erfordern neben den mechanischen Mitteln zuerst Ferrum phosphoricum gegen die Verletzung der Weichteile, später Calcium phosphoricum zur Förderung der Kallusbildung.

Die Tenalgia crepitans (den knisternden Sehnenschmerz, Tendovaginitis), welche oberhalb des Handgelenks an der Dorsalseite des Unterarms der Tischler und anderer Handwerker entsteht, wenn sie mit zu großer Kraftanstrengung den Meißel resp. ein anderes Werkzeug in halbrotierender Bewegung auf den zu bearbeitenden Stoff haben einwirken lassen, habe ich in zwei Fällen mittels Ferrum phosphoricum rasch geheilt.
Einen dritten Fall, der unter allopathischer Behandlung chronisch geworden war, heilte ich rasch mittels Kalium chloratum, nachdem Ferrum phosphoricum sich als wirkungslos erwiesen hatte.

Ganglium [Ganglion] *tendinosum: Calcium fluoratum.*

Blutungen

[Unterstützend in chronisch-rezidivierenden Fällen]

Blut rot, leicht zu einer gallertartigen Masse gerinnend: Ferrum phosphoricum.
Blut schwarz, dick, zäh: Kalium chloratum.
Blut hellrot oder schwärzlich-rot, dabei dünn und wäßrig, nicht gerinnend: Kalium phosphoricum und Natrium chloratum.

Dem Nasenbluten der Kinder entspricht in der Regel Ferrum phosphoricum,
der Anlage zu Nasenblutungen: Kalium phosphoricum.

Hämorrhoidalblutungen: Ferrum phosphoricum, Kalium chloratum und Calcium fluoratum.

Standpunkt und Ausblick

Unter allen medikamentösen Heilverfahren nimmt die Biochemie Dr. Schüßlers zweifellos eine Sonderstellung ein. Ihre Entstehung verdankt sie einer damals jungen aufblühenden Wissenschaft, der physiologischen Chemie.

Die Biochemie ist **eine** der Heilmethoden in der Gesamtheit der traditionellen Heilkunde. Es war von Anfang an unmöglich, sie einer bestimmten Kategorie zuzuordnen. Das war im wesentlichen der Grund, daß man ihr zu allen Zeiten kaum neutral gegenüberstehen konnte; man war entweder Anhänger oder Gegner.

Aus jeder Veröffentlichung Schüßlers spricht das Bemühen um wissenschaftlich-logische Begründung seiner Heilmethode, die trotzdem zu seinen Lebzeiten noch weitgehend Phänomenologie war, denn diese steht immer am Anfang einer jeden neuen Erkenntnis. Sie ist die Methode des Beobachtens und Deutens, aber nicht des Begründens.

Die Weiterentwicklung einer Lehre ist aber nur möglich, wenn sie aus dem Stadium der Wesensschau heraustritt in das der kausal-analytischen Untersuchung und Interpretation. Erst dann eröffnen sich neue Areale des Erkennens und Wirkens, die dem rein phänomenologischen Vorgehen verschlossen bleiben müssen.

Das Verharren auf dem Plateau hypothetisch-synthetischer Phänomenologie verschließt zwangsläufig den Zugang zu weiterreichenden Erkenntnissen und vergibt die Möglichkeit einer progressiven, deterministischen Entwicklung.

Eine Heilmethode lebt nur so lange, wie sie sich fortentwickelt und den Anforderungen der Praxis Rechnung trägt. Das ist eine Verpflichtung für jeden Freund und Anhänger der Biochemie. Dabei fällt dem Verfasser ein Ausspruch von Boltzmann ein: »Es gibt nichts Praktischeres als eine gute Theorie.«

Daß Schüßler bei der Anwendung einer Naturheilmethode naturwissenschaftlich-chemische Kenntnisse fordert, mag manchem ungewöhnlich erscheinen.

Standpunkt und Ausblick

Schüßlers Kommentar dazu:

»Das Studium der Naturwissenschaften erzeugt keine Konfusion der Gedanken; es macht Köpfe klar, nicht dunkel. Unklarheit und Dunkelheit möge man anderswo suchen«. 12*)

Wo sich das Bewußtsein um die Unvollkommenheit menschlichen Wollens und Könnens manifestiert, geziemt sich Bescheidenheit. Die Mutter der Überheblichkeit ist das Unwissen. Die Phänomene der lebendigen Natur sind eine Herausforderung des menschlichen Geistes – das Ringen um die Erkenntnis dessen, »was die Welt im Innersten zusammen hält«, endet meist mit der Kapitulation des Verstandes. Das Unerforschbare zu bewundern und zu akzeptieren und den Schöpfer im Geschöpf zu verehren, ist die Weisheit der Weisen.

Bibliographie und andere Quellen

1*) Erstveröffentlichung in der Allgem. Homöopathischen Zeitung 26. Band 1873: »Eine abgekürzte Homöopathische Therapie«

2*) Eine abgekürzte Therapie, 1874

3*) Eine abgekürzte Therapie, 1898, 25. Auflage

4*) Irrige Auffassung bezüglich der Biochemie. Richtigstellung derselben von Dr. med. Schüßler, 3. Auflage, Oldenburg und Leipzig, ohne Jahresangabe

5*) Schüßler: Die Salze in ihren Beziehungen zu den Proteinsubstanzen. Aufsatz in der Hirschelschen Zeitschrift, 20. Band Nr.15, 1.8.1975

6*) Schüßler: Die Heilung der Diphtheritis auf biochemischem Wege. (Erstauflage: 1879), 2. Auflage 1913, Oldenburg, Schulzesche Hof-Buchdruckerei

7*) Schüßler: Dr. med. v. Villers Beleuchtung der biochemischen Therapie. (Erstveröffentlichung: Allg. Hom. Ztg., Bd.101, Nr. 20, 1880), Olderburg und Leipzig, Ausgabe von 1928

8*) Allopathie – Biochemie und Homöopathie, besprochen von Dr. med. Schüßler, 1887, 5. Auflage 1926

9*) Die Cholera vom biochemischen Standpunkt aus betrachtet. Oldenburg und Leipzig, 1892

10*) Schüßler: Dr. med. Quesse›s »Kritik der Biochemie«, beleuchtet von Dr. med. Schüßler, Oldenburg und Leipzig, 1893

11*) Das Heilserum und die Diphteritis-Behandlung, besprochen von Dr. med. Schüßler, 3. Auflage 1894, Oldenburg, Schulzesche Hof-Buchdruckerei

12*) Der Einfluß der Umgebung auf die Entwicklung der Menschen und Tiere, Dr. med. Schüßler, 1895, 2. Auflage, Oldenburg und Leipzig

Bibliographie und andere Quellen

13*) Hensel's »Physiologisches Backpulver« vor dem Forum der physiologischen Chemie. Dr. med. Schüßler, 2. Auflage, keine Jahresangabe, erschienen zwischen 1895 und Schüßlers Tod

14*) Hensel's Kritik der Biochemie – Richtigstellung derselben von Dr. med. Schüßler, 3. Auflage, ohne Jahresangabe, erschienen zwischen 1895 und Schüßlers Tod

15*) Schüßler: Aufsatz in Allgem. Homöopath. Zeitung. Band 90, Nr. 17

16*) Schüßler: Aufsatz in Allgem. Homöopath. Zeitung. Band 68, 1864

17*) Hugo Platz: Dr. Schüßler und seine biochemische Heilmethode, Verlag Dr. Willmar Schwabe, Leipzig 1921

18*) Günther Lindemann: Dr. med. Wihelm Heinrich Schüßler (Biographie), Isensee Verlag, Oldenburg 1992

3. Teil

Ergänzende biochemische Mittel, biochemische Salben und aktuelle therapeutische Beispiele

Ergänzende biochemische Mittel

Schüßler war darauf bedacht, seine Mittelreihe nicht so ausufern zu lassen, wie er es den Homöopathen vorwarf. Daher forderte er, bei der Auswahl der biochemischen Mittel einen strengen Maßstab anzulegen und nur solche aufzunehmen, deren physiologische Notwendigkeit auch wissenschaftlich bestätigt werden kann. Doch ist aus den vergleichsweise bescheidenen Kenntnissen und Untersuchungstechniken seiner Zeit inzwischen ein umfassendes Wissensgebiet erwachsen und ein Erkenntnismaterial, welches in dieser Weite damals sicher niemand hatte erahnen können.

Die Zurückhaltung Schüßlers sollte dem Biochemiker auch heute noch als Richtschnur dienen. Einer leichtfertigen Erweiterung der biochemischen Mittelreihe wird hier beileibe nicht das Wort geredet. Dennoch ist nicht zu bestreiten, daß viele Mineralien und deren Verbindungen seither ihre therapeutische Existenzberechtigung unter Beweis gestellt haben.

Ungeachtet aller theoretischen Erörterungen werden sie in der Praxis seit Jahren verwendet, wie in zunehmendem Maße auch ergänzende Mittel, wo immer es notwendig erscheint. Die Meinungen darüber waren zu allen Zeiten geteilt und werden es wohl auch bleiben. Die Aufgabe bleibt dennoch bestehen, über den Fortschritt zu informieren, der an den biochemischen Basismitteln nicht vorbeigegangen ist. Die Modellvorstellungen über die anorganschen Salze sind in den letzten Jahrzehnten korrigiert und erweitert worden. Viele auf Hypothesen beruhende Ansichten der alten Zeit sind längst überholt und bedürfen der Korrektur.

Schüßler verwandte in der Reihe seiner Funktionsmittel nur die Chlorate, Phosphate und Sulfate (mit Ausnahme von Calc. fluor. und Silicea). Beim Calcium verzichtete er auf das Chlorat, beim Magnesium auf Chlorat und Sulfat, desgleichen beim Eisen. Beim Fluor benutzte er lediglich dessen Kalziumverbindung.

Die Existenz der fehlenden Anionen-Verbindungen war zu seiner Zeit noch nicht nachgewiesen; für ihn das entscheidende Kriterium.

156   Ergänzende biochemische Mittel

In diesem Anhang sollen darum einige der Mittel vorgestellt werden, von denen der Verfasser meint, daß sie die Basisreihe vervollständigen, ohne das Grundkonzept der Schüßlerschen Basisreihe zu verletzen.

Da die nachfolgenden Mittel in der Ordnung der Funktionsmittel nicht enthalten sind, kann der sonst übliche Zusatz »biochemisch« oder »nach Schüßler« nicht auf dem Rezept vermerkt werden.

Ergänzende biochemische Mittel 157

Fluor und seine Verbindungen mit Natrium und Magnesium

Bei der homöopathischen Arzneimittelprüfung erwies sich das Fluor als eine sog. biphasische Substanz, d. h. der Wirkungsumkehrpunkt stellte sich innerhalb der ersten Potenzen ein.

Mit Sicherheit befindet sich Calcium fluoratum D12 jenseits dieses Punktes. Damit stellt sich zwangsläufig die Frage, ob es noch gerechtfertigt ist, Calc. fluor. als biochemisches Mittel zu bezeichnen.

In der Tat beweist die praktische Erfahrung, daß eine Anzahl der im Mittelbild »versprochenen« Wirkungen nicht in der 12. Dezimalpotenz, sondern nur in der D3, D4 höchstens D6 zu erzielen sind. Es ist zu vermuten, daß bei diesem biochemischen Mittel kein Wirkungsumkehrpunkt zu verzeichnen ist und die unterschiedlichen Wirkungen der Potenzen nur auf linearer Potenzrelationen der Kation/Anion-Wirkung beruht.

Im Blut (Plasma) wird Fluor sowohl ungebunden gekoppelt und austauschbar als auch an Albumine – und nicht austauschbar – transportiert.
Fluor ist im Blut mit weniger als 0,5 mg% repräsentiert.

Aus der Nahrung wird es sehr rasch aufgenommen.
Das Calciumfluorid ist sehr schwer wasserlöslich, wodurch Schwierigkeiten bei der Einschleusung in die Körpersäfte zu erwarten sind. Der Resorptionsmechanismus dieser Verbindung ist noch unbekannt.

96% des Fluors ist in Skelett und Knorpel deponiert; in der Muskulatur befindet es sich als Fluorproteinat (nicht als Calciumfluorid, wie früher und gelegentlich auch noch heute fälschlich interpretiert wird).

Für Fluor besteht offensichtlich ein intra/extra-zelluläres Konzentrationsgefälle (Potentialdifferenz), welches von Calc. fluor. als Medikament nicht immer in gewünschtem Maße beeinflußt wird.

Das zeigt sich auch bei seiner wichtigsten Affinität zu Knochen, Knorpel und Bindegewebe. Die humorale Wirksamkeit (Quellverhalten und Elastizität kolloidaler Substanzen) von Calc. fluor. reicht oft nicht aus. Das wird deutlich er-

158 Ergänzende biochemische Mittel

kennbar bei Hauterkrankungen mit Brennen und Jucken sowie Varicen, varicösen und anderen Geschwüren, Leberverhärtung usw.
In akuten Fällen wirkt Calc. fluor. leider überhaupt nicht.

Um die therapeutischen Lücken der biochemischen Therapie bei Calc.fluor. zu schließen, bietet sich zur Ergänzung an:

Natrium fluoratum

Natriumfluorid

Es ist (zusammen mit Acid. fluor.) das biologisch aktivste Fluor-Mittel und zudem gut wasserlöslich.

Das Kation Natrium ist ohnehin schon eines der Basisstoffe in der biochemischen Reihe. Die praktischen Erfahrungen bezüglich der Indikationen von Natr. fluor. sind noch sehr eng, sie weisen jedoch eindeutig (wie das Na-Kation schon erwarten läßt) auf die humorale Wirkungsebene hin, also auf das intra-extra-zelluläre Potentialgefälle. Mithin ist es auch bei akuten und subakuten Erkrankungen brauchbar.

Seine regulative Wirkung auf die Kalziumverwertung scheint noch besser zu sein als die des Calc.fluor; zumindest wirkt es diesbezüglich rascher. Sie wird anscheinend nur vom Fluor-Anion wahrgenommen. Zittern, Muskelzuckungen und Muskelkrämpfe infolge eines gestörten Kalzium-Stoffwechsel sind mit diesem Mittel gut zu beheben.

Anwendungsgebiete für Natr.fluor.:

Haut
Pruritus (mit und ohne Ausschlag).

Magen-Darm-Trakt
Obstipation mit Meteorismus – wahrscheinlich antibiotischer Effekt. Dyspepsie mit Übelkeit und Nüchternschmerz.

Venen
Akute und subakute Entzündungen (bei heißen und schmerzhaften Venen im Wechsel mit Nr. 4 Kal, chlor.).

Neuralgische Muskel- und Gelenkschmerzen
mit Verschlimmerung in der Ruhe, begleitet von Muskelzuckungen (Calc. fluor. und Kal.chlor. sind nur bei Verschlimmerung in der Bewegung angezeigt).

Natr.fluor. ist besonders geeignet für das

HWS-Syndrom
akute und chronische Formen.

Torticollis mit ausstrahlenden Schmerzen in die Arme. Wie Calc.fluor. wirkt es auch bei degenerativen Veränderungen der Muskeln und Sehnen.

Berichtet wird auch eine Wirksamkeit bei **Depression**. Nach Ansicht des Verfassers nur bei Altersdepressionen zu erwarten.

Dosierung
ab D4 – D6.
3× tägl. 1–2–3 Tabl.,
in akuten Fällen auch öfters.

… Ergänzende biochemische Mittel 161

Magnesium fluoratum

Magnesiumfluorid

Die Wirkung von Fluor und Magnesium kann vereinigt werden durch das **Magnesium fluoratum.**
Hier wird die Anwendung von Fluor auch dort möglich, wo Calcium (wie bei Calc.fluor.) als Antagonist zu einem zweiten Arzneimittel auftreten würde.

Magn. fluor. wirkt:
auf den Gewebsstoffwechsel im Sinne des Magnesiums,
auf das retikuläre Bindegewebe (RHS – RES) im Sinne des Fluors.

Damit ist seine Wirkung jedoch noch nicht erschöpft.
Dieses Ionenpaar macht in eindrucksvoller Weise deutlich, daß biochemische Mittel, aus Gründen ihrer »Wirkungsweise in der letzten Instanz«, wie der Verfasser sie nennen möchte, über Systemwirkung verfügen. Das wichtigste Kriterium wird nämlich durch diese Verbindung erfüllt:

Magnesium fluoratum besitzt Wirkungen, die keiner der Partner aufzuweisen hat.
Es ähnelt in dieser Hinsicht sehr Silicea durch seine Aktivierung des mesenchymalen Gewebes, aber im Gegensatz zu dieser ist es auch in akuten Krankheitsphasen brauchbar. Es wirkt regenerierend, kanalisierend und entschlackend auf das Bindegewebe, und weil es selbst bei chronischen, torpiden Eiterungen (Nasen-Nebenhöhlen) hilfreich ist, kann vermutet werden, daß der Energieumsatz im Gewebe gesteigert wird. Letzteres ist allerdings allein der Magnesium-Komponente zuzuschreiben. Auf diese ist wohl auch seine anti-thrombotische Wirkung zurückzuführen; prophylaktisch und in chronischen Fällen.

Magn.fluor. kann durch Silicea zwar ergänzt, nicht aber ersetzt werden. Es kann eingesetzt werden, wenn bei Eiterungsprozessen Silicea oder Calc.sulf. nicht zum gewünschten Erfolg führen.

Erkrankungen des Seniums
Die Beschwerden des Greisenalters sind zu einem erheblichen Teil Magnesium- und Fluorprobleme. Eine gleichzeitige Medikation etwa von Magn.phos.

und Calc.fluor dürfte wegen des physiologischen Antagonismus der beiden Kationen problematisch sein. Magn.fluor. (D3 – 2× tgl.) zeigt Besserung bei der senilen Verlangsamung des Zellstoffwechsels (Enzymaktivierung des Magnesiums). Auch der stockende Lymphfluß in diesem Alter wird günstig beeinflußt (Fluor-Wirkung).

Bei Erhöhung des Cholesterinspiegels kann es eine spezifische Therapie unterstützen. (Der Cholesterinspiegel verhält sich umgekehrt proportional zum Magnesiumspiegel.)

Von Magn.fluor. ist eine echte Bereicherung der Schüßlerschen Basisreihe zu erwarten.

Weitere Anwendungsgebiete sind:

chronisch-bakterielle **Sinusitis** (Strepto-, Staphylo-, Enterckokken); **Fokalinfekte**, auch dann, wenn der Abfluß behindert ist und Calc.sulf. (Nr. 12) sich deswegen verbietet.

Rheumatisch-neuralgische Beschwerden
auch akute Zustände:
HWS-BWS-LWS-Syndrome, Bandscheibenbeschwerden (funktionelle Erschöpfung des straffen Bindegewebes).

Eine besonders interessante Indikation ist der **Steißbeinschmerz**; dafür bietet die biochemische Basisreihe kein Mittel an.

Leber
Chronische Hepatitis, besonders bei Fettleber;
Magnesium wirkt dabei entzündungshemmend, lipolytisch, ist Enzym-Partner, desensibilisiert das mesenchymale Gewebe. Fluor hemmt die Fibrose und den zirrhotischen Gewebsumbau (in der Praxis bewährt).

Venen
Venöse Stauung mit Neigung zur Thrombose;
Infiltration des periphlebitischen Bindegewebes.

Schilddrüse
Ähnlich Calc. fluor. ist dieses Mittel bei allen Strumaformen angezeigt, auch bei der hyperthyreotischen Struma mit Zeichen vegetativer Dysregulation.

Psyche
Depressive Verstimmung mit Müdigkeit, Arbeitsunlust und Gereiztheit, besonders im Alter.

Modalitäten
Verschlechterung morgens, nach Schlaf und im Prämenstrum;
Besserung durch mäßige Bewegung in frischer Luft.

Dosierung
D3, D4, D6, D12,
2–3× tägl. vor der Mahlzeit 2–3 Tabletten. In den genannten schweren Krankheitszuständen auch höhere Dosierung möglich.

Hinweis
Die Magnesiumwirkung ist in D3 (D4) deutlicher,
die Fluorwirkung in D6 – (D12).

Calcium chloratum

Calciumchlorid, Calcium muriaticum

Das Serum-Kalzium liegt in 3 verschiedenen Zustandsformen vor:
1. 4-5mg % austauschbar an Proteine (Globuline) gebunden,
2. 3-4mg % als Anion in Komplexsalzen, vorwiegend als Zitrat,
3. 2mg% freie Calcium-Ionen.

Die beiden ersten Anteile des Blut-Calcium dienen als eine Art Reserve für die freien Kalziumionen.

Ringer gelang der experimentelle Nachweis, daß das Froschherz ausschließlich auf diesen ionisierten Anteil reagiert. Dies gilt auch für die Knochenbildung.

Der Anstieg des intrazellulären Kalziums ist der wichtigste funktionserregende Faktor der Muskelkontraktion sowie der Aktivierung der Nerven (Einstrom des sog. »Trigger-Calciums« nach der Depolarisation).

Beim Stofftransport durch Grenzmembranen spielt Kalzium gleichfalls als Regelsubstanz eine wesentliche Rolle, wodurch auch sein anti-exsudativer Effekt eine Erklärung findet.

Die Calciumresorption im Darm erfolgt, unter Mitwirkung von Vitamin D mit Hilfe eines calciumbindenden Proteins, grundsätzlich auch aus unlöslichen Verbindungen (z.B. Calcium phosphat). Die Zuführung freier Calciumionen zu den Funktionszellen über Blut und interstitielle Flüssigkeit wird allerdings besser als Chlorid erfolgen.
Calcium chloratum ist gut wasserlöslich. Seit ältesten Zeiten im Gebrauch, besonders bei lymphatischen Erkrankungen (Skrofulose), ist es in cer Wirkungsweise dem homöopathischen Calc.carb. sehr ähnlich.

Im Vergleich zu Calc.phos., welches nicht alle Kalziumwirkungen in seiner Charakteristik aufweist, wird der Kalzium-Anabolismus durch Calc.chlor. besser induziert. In der traditionellen Biochemie wurde zur Verbesserung der Calciumaufnahme nicht Calc.phos., sondern entweder Magn.phos. – zusammen mit Silicea – oder Calc.fluor. empfohlen.

Calcium phosphoricum wirkt alkalisierend durch seine Phosphorkomponente, ist daher stoffwechseldämpfend.

Calcium chloratum wirkt stoffwechselanregend, ansäuernd – ähnlich Ferrum, was an einer gesteigerten Stickstoffausscheidung im Harn zu beobachten ist.

Die Kalium-Salze sind krasse Antagonisten des Kalziums, denn sie senken den Blut-Kalziumspiegel; beide Mineralsalze sollten daher nie zusammen verordnet werden.

Wirkungsweise und Anwendungsgebiete des Calcium chloratum

1. Das Mittel bewirkt Steigerung der Resorption des Lymphsystems; ist daher anzuwenden bei Ödemen, Anschwellungen der Extremitäten, auch solche auf nichtentzündlicher Basis (diuretischer Effekt); wirkt auf Gelenke, Bänder, Muskelscheiden, Knochenhaut.

2. Zur Hemmung schleimiger und schleimig-eitriger Sekrete (»torpide Blennorhoe«), auch sero-fibrinöser Art (wie Nr.4 Kal.chlor.); bei lymphatischer Hyperplasie, Skrofulose, Drüsenschwellungen. Ferner: Verschleimung der Nieren, Blase und des Darmes (alte Indikationen). – Antipsorikum.

3. Es ist angezeigt bei allgemeiner Verdauungsschwäche mit großer Empfindlichkeit. Neigung zu Magenverstimmung und Erbrechen (hartnäckiges Schleimerbrechen).

4. Calc.chlor. besitzt tonisierende Wirkung auf den Herzmuskel durch Verstärkung der Systole. Es kann im täglichen Wechsel mit Nr. 5 Kal.phos. (diastolische Wirkung) als herzkräftigendes Mittel eingesetzt werden, sowie bei verlangsamter Blutzirkulation und bei Schwäche und Kraftlosigkeit der Skelettmuskulatur (frühere Indikation, »atonischer Schwäche«).

5. Es bewirkt Steigerung der vegetativen Tätigkeit von Haut und Schleimhaut, besonders bei Trockenheit und Inaktivität, bei Hautkrankheiten mit Eiterungstendenz (Akne, Furunkulose, Impetigo), besonders wenn Mitreaktion der Lymphdrüsen mit schmerzhafter Induration vorhanden ist.

166 Ergänzende biochemische Mittel

6. Calc.chlor. hat (ähnlich wie Nr. 2 Calc.phos.) eine dämpfende Wirkung auf die pathologische Übererregbarkeit der Nerven und wurde früher angewandt bei chronischen Nervenkrankheiten mit Krämpfen (Spasmophilie) wie: Glottiskrampf, Asthma nervosum, Nervenschmerzen, Neurosen.
7. Basedow und Thyreotoxikosen.
8. Wirkungen sind auch zu erwarten bei Allergien, wie Heufieber, allergischem Asthma, Urtikaria (klinische Verwendung bei diesen Indikationen).

Gegenanzeigen für Calcium chloratum
Angesichts seiner ansonsten sicheren und prompten Wirkung sollte es nicht eingesetzt werden bei:
akut entzündlichen Zuständen;
in diesen Fällen besser Nr.4 Kal. chlor.;
desgleichen nicht bei großer Empfindlichkeit und Reizbarkeit;
in diesen Fällen besser Nr.2 Calc.phos. oder Nr.5 Kal. phos.

Dosierung
Calcium chloratum D3 – Tabletten,
mehrmals täglich 3–6 Tabl.,
am wirksamsten in abgekochtem Wasser gelöst.
Die abendliche Gabe kann i.d.R. ausgelassen werden.
In einem Wein-Wasser-Gemisch verabreicht, erzielt man eine stärkere diuretische Wirkung.

Ergänzende biochemische Mittel 167

Das Eisen (Ferrum, Fe) und seine Verbindungen mit Chlor und Schwefel

Im Organismus tritt das Eisen sowohl als **Baustoff** (Hämoglobin, Myoglcbin) als auch **Funktionsstoff** in Fermenten auf (z.b. Warburgsches Atmungsferment, Peroxydasen, Katalasen u. a.), diese dienen der Sauerstoff-Verwertung.

Die Resorptionsquote des Eisens ist hauptsächlich von der normalen Funktion der Schleimhautzellen des Darmes sowie der Galleproduktion abhängig.

Durch die Fähigkeit des Organismus, Eisen speichern zu können, ist er von der aktuellen Fe-Resorption unabhängig. Erst wenn die Depots entleert sind, entsteht genereller Eisenmangel (Eisenmangel-Anämie, Plummer-Vinson-Syndrom).

Eisen wird im RES gespeichert. Im Verlauf einer Infektion werden dem Blute und dem Knochenmark große Mengen reaktionsfähigen Eisens entzogen, selbst wenn dies auf Kosten der Hämoglobinbildung geschieht. Dieser vom RES vorgenommene Aktivierungsprozeß kann als Gradmesser der körpereigenen Abwehr aufgefaßt werden.

Therapeutische Substitution von Eisen in dieser Situation ist zwecklos, denn es wird sofort an Albumine gebunden und bietet darum keinerlei Infektschutz.

Die Zellen des RES sind metallophil, d. h. sie nehmen leicht Metalle auf. Eisen (und auch einige andere Schwermetalle) sind in der Lage, die zellständige, aggressive Antikörperproduktion zu blockieren. Es gibt eine Reihe von Krankheiten, die als Auto-Immunopathien gelten.

Krankheiten dieser Art sind z.B. Kollagenosen, wie die Panarteriitis oder die Sklerodermie. Das bei der letztgenannten Erkrankung stereotyp empfohlene Calc.fluor. war nach den Erfahrungen des Verf. in allen Fällen nutzlos.

Bereits 1966 wurde über günstige Ergebnisse der »eisernen Therapie« bei primär-chronischer Polyarthritis berichtet, die ebenfalls zum obenerwähnten Formenkreis gehört.

Über therapeutische Versuche oder Erfahrungen in dieser Hinsicht wird in den Veröffentlichungen zur Schüßlerschen Biochemie u.W. nicht berichtet. Ein Blockierungseffekt des Eisens in seiner Phosphorverbindung, dem Ferrum phos., ist offensichtlich nicht beobachtet worden und wohl auch nicht zu erwarten. Allenfalls könnte ein Versuch mit Ferrum chlor. Aussicht auf Erfolg haben.

In der traditionellen Heilkunde wird Eisen seit Jahrhunderten benutzt, und zwar vorwiegend wegen seiner allgemein tonisierenden Wirkung. Zu diesem Zwecke ist Ferrum phosphoricum D3 zu empfehlen.

Die herkömmliche D12 besitzt diese Wirkung nicht, auch nicht die D6. Nur im 1. Stadium einer Entzündung ist die tonisierende Wirkung auf die Endstrombahn der Blutgefäße zu beobachten.

Dieses Phänomen ist wohl nur erklärbar durch die Tatsache, daß im entzündeten bzw. verletzten Gewebe die Schmerzschwelle (und damit auch die Reaktionsschwelle) erheblich niedriger ist, weshalb z. B. sonst nicht wahrnehmbare oder unbedeutende Reize als Schmerz empfunden werden.

# Ferrum chloratum

Ferrum sesquichloratum

Die beste tonisierende Wirkung auf die vegetative Sphäre besitzt von allen Fe-Salzen das Ferrum chloratum (Fe Cl).

Es enthält 10% Ferrum, ist gut wasserlöslich (hygroskopisch) und wegen seiner Lichtempfindlichkeit vor längerer Lichteinwirkung zu schützen.

Es fördert den Eisen-Anabolismus. Sein tonisierend-aktivierender Effekt zeigt sich auch an den Schleimhäuten, z.B. bei Diarrhoe infolge Verdauungsschwäche, und bei chronischen Schleimhautkatarrhen.

Seit langem ist es bewährt bei Neuralgien und Kopfschmerzen, Nervosität und Unruhe.

HUFELAND empfiehlt das Mittel bei der Anämie skrofulöser Kinder, RADIUS gegen Bleichsucht, Muskelschwäche und »Mangel an Blutenergie«.
Auch für Schwächezustände nach schweren Krankheiten ist das Mittel indiziert.

Eine alte Indikation ist die »Milzschlaffung« mit Anschwellung und Schmerzen im linken Hypochondrium (begleitende Abdominalplethora) und bei der kongestiven Leberstauung.

Besonders geeignet ist Ferrum chlor. für sensible, blutarme Patienten mit blasser, durchsichtig wirkender Haut, in der die erweiterten Hautvenen sichtbar sind, und für Menschen mit niedrigem Tonus, schwacher Verdauung und geringer Vitalität; und schließlich für geschwächte Naturen und für Genesende mit verlängerter Rekonvaleszenz.

Dosierung
Ferrum sesquichloratum D3, D6 Tabl.,
3× tgl 2–4 Tabl. in Wasser.

Ferrum sulfuricum

Eisenoxydulsulfat

Dieses gut wasserlösliche Salz vereinigt in sich die Wirkeigenschaften von Eisen und Schwefel. Es ist ein schon in alten Zeiten viel gebrauchtes Mittel, als gutes Blut- und Gefäßtonikum mit besonderer Richtung auf die Kapillaren.

Die Wirksamkeit von Nr.3 Ferrum phosphoricum D12 ist, mit Ausnahme bei Entzündungen, diesbezüglich weniger befriedigend – wohl wegen seiner Phosphorkomponente.

Ferrum sulfuricum besitzt nach alter Auffassung eine beruhigende, die Pulsspannung verbessernde Wirkung auf das Kreislaufsystem. Dadurch eignet es sich, wie Ferr.phos., zur Behandlung von Kongestionen. Die tonisierende Wirkung wurde bei Muskelschwäche (»erschlaffter Faser«), bei atonischen Schleimflüssen und Wassersucht genutzt.

Im Gegensatz zu Ferrum phos. und Ferrum chlor., deren Wirksamkeit mehr auf das arterielle System gerichtet sind, erstreckt sich die Wirkung von Ferrum sulf. eher auf den venösen Bereich, weshalb es sich besonders für venös-plethorische Zustände (passive Plethora) eignet.

Bewährt ist es auch bei Haemorrhagien und der Incontinentia urinae (alte Indikation).

Wegen seiner guten Verträglichkeit und Löslichkeit ist Ferrum sulf. zur Eisensubstitution bei Anämie beliebt. Frauen und Mädchen leiden nicht selten – wohl wegen der Eisenverluste durch die Menstruation – an einem prälatenten Eisenmangel.

Dabei ist das Knochenmark-Eisen vermindert, während die Blutwerte noch im Bereich der Norm liegen.

Kennzeichen dieses Zustandes sind:
Müdigkeit, vermehrtes Schlafbedürfnis, Herzklopfen, Schwindel, vegetative Dysregulation und erhöhte Infektanfälligkeit.

Dosierung
Ferrum sulfuricum D1–D2–D3 Tabl.,
2(-3)× tägl. 2 Tabletten in etwas Wasser, etwa einen Monat lang
(1 Tabl. D1 enthält 25mg 2wertigen Eisens).
Diese Kur sollte 2× im Jahr durchgeführt werden.

Das homöopathische Mittelbild
nennt folgende Indikationen und Symptome:

Pulsationen der Arterien (kapilläre und venöse Stockungen), passive Blutungen, allgemeines Hitzegefühl mit Schweißneigung (Sulfatwirkung).
In den genannten niedrigen Potenzen wird die Wärmeproduktion deutlich vermehrt.

Schilddrüsenüberfunktion bei anämischen, unruhigen Mädchen (Chlorose).
Schwacher Magen, Aufstoßen von Speiseresten.

Diese Symptome sind alte Indikationen, die nur mit niedrigen Potenzen behandelt werden können (D1–D3).

Modalitäten
Besserung durch Wärme und im warmen Zimmer;
Verschlimmerung durch Kälte und in freier Luft (im Gegensatz zu Nr.3 Ferrum phosph.).

Die ergänzenden Magnesium-Mittel

Die Magnesium-Therapie ist heute weitverbreitet. Dieses Mineral hat sich geradezu als »Schlüsselsalz« für den gesamten Mineralstoffwechsel erwiesen, es vermag auch den Stoffumsatz anderer Mineralstoffe zu beeinflussen. Im Organismus ist es teilweise gegen Kalzium austauschbar, beide stehen um die Darmpassage in Konkurrenz und hemmen einander.

Alle Untersuchungen sprechen dafür, daß Magnesium seinen Wirkungsort im intrazellulären Raum (Aktivierung der meisten Enzyme) und in den Grenzmembranen innehat, letzteres wird besonders deutlich bei seiner antiallergischen Wirkung. Im Plasma liegt Magnesium zu 55% als freies Ion vor, der Rest ist an Eiweiße – als Phosphat, Citrat u.a. – gebunden.

Der gesamte Phosphor-Stoffwechsel, vornehmlich die Spaltung des ATP (Adenosintriphosphat – Energiebildung), läuft nur in Gegenwart von Magnesium ab.

Magnesium wirkt hemmend auf die Energiefreisetzung im Sinne einer Verwertungsblockierung sowie bei der nervösen Impulsübertragung auf die Muskelfaser und ihre Kontraktion.

Auf diese Weise besitzt es einen ökonomisierenden Effekt. Damit wird letztlich eine Einsparung von Sauerstoff erreicht, dessen unkontrollierter Umsatz, wie bekannt, nicht ganz unproblematisch ist.

Seine Anwendung bei Krämpfen, übererregter Nerventätigkeit und dem Komplex spastische Obstipation-Meteorismus (hyperkinetisches Colon-Syndrom) sind altbewährt und bereits von Schüßler genutzt worden.

Allgemeiner Magnesium-Mangel führt zur muskulären Tonussteigerung (Mg-Tetanie), wohl durch eine verstärkte Kalziumwirkung. Dabei kommt es gleichzeitig zur vermehrten Einlagerung von Kalzium in das Kollagen.

In Gegensatz zur universitären Medizin nutzt die Schüßlersche Biochemie nicht die ganze Fülle der therapeutischen Möglichkeiten aus, die das Magnesium bietet; sie verwendet, wie bekannt, nur das Phosphat.

Daß aber auch andere Anionen-Verbindungen eine wichtige Rolle spielen, erkennt man am Beispiel des experimentell erzeugten Herzinfarkts, der mit Magnesium chloratum verhindert werden kann. Offensichtlich ist die dem Magnesium innewohnende, intrazellulär-enzymatische Wirkung nur ausrechend mit der Chlorverbindung zu erzielen.

Magnesium chloratum

Magnesium muriaticum

Das Salz ist gut wasserlöslich. Seine Indikationen stimmen vielfach mit denen des biochemischen Funktionsmittels Nr.8 Natr.chlor. überein, was auf das gemeinsame Cl-Ion zurückzuführen ist; namentlich in bezug auf den:

Magen-Darm-Trakt
Angezeigt bei Schwächezuständen, schneidenden Schmerzen im Magen mit Übelkeit, Aufstoßen, spastischem Meteorismus, Stechen im linken Oberbauch, hepatogene Obstipation mit trockenem und hartem Stuhl.

In der Lebertherapie
zeigt es Heilwirkung auf das Leberparenchym durch seine Hemmwirkung entzündlicher Vorgänge. Möglicherweise wirkt es auch stabilisierend auf die Zellmembran.

Magnesium chlor. ist bewährt bei chron. Hepatitis (mit Kapselspannung, Druckgefühl, Druckschmerz der Leber, Leberkongestion mit Verschlechterung aller Beschwerden beim Liegen auf der rechten Seite). Stauungsgallenblase (es hemmt die Gallebildung in der Leber und verstärkt die Absonderung aus den Gallenwegen).

Herz-Kreislauf
Beklemmungsgefühl in der Herzgegend, Herzklopfen, Herzstiche mit Atmungshemmung – besser durch Bewegung. Die genannten Symptome sind Anzeichen einer Kongestion in den Brustraum; desgleichen treten sie beim hyperkinetischen Herzsyndrom auf.

Häufig ist das Leiden konsensuell bedingt. Bei vorliegender Pfortaderstauung ist diese gleichzeitig zu behandeln.

In jedem Falle sollte das Mittel schon frühzeitig mit nicht zu niedriger Dosierung verabreicht werden. Klinisch wird zur Vor- und Nachsorge des Herzinfarkts von Magnesium häufiger Gebrauch gemacht. Nr.7 Magn.phos. ist zu diesem Zwecke weniger gut geeignet.

Nervensystem
Körperliche Unruhe, Nervenschwäche, Neuralgien, neuralgischer Kopfschmerz.

Quergestreifte Muskulatur
Spastische Muskelschmerzen in Schulter, Rücken, Lendengegend. Hier wirkt Magn.chlor. besser als Nr. 7 Magn.phos.; letzteres ist jedoch an der glatten Muskulatur wirksamer.

Harnwege
Herabgesetzte Sensibilität der Harnblase mit Schwäche der Blasenmuskulatur, Harndrang, Harnabgang nur unter Anwendung der Bauchpresse.

Haut
Sensibilitätsstörungen mit Berührungsemempfindlichkeit, Pruritus.

Allergische Zustände
der oberen Luftwege, Heuschnupfen, wässrig-schleimiges Sekret.

Dosierung
Magnesium chloratum wird in niedrigen Potenzen verordnet (D2–D3–D6). mehrmals tägl. 2–4 Tabl. oder
vor dem Schlafengehen 6–8 Tabl. in Wasser gelöst.
Auf morgendliche Gaben kann, von dringenden Fällen abgesehen, verzichtet werden.

Magnesium sulfuricum

Magnesiumsulfat, Bittersalz

Es ist gut wasserlöslich und steht in seiner Wirkung dem biochemischen Funktionsmittel Nr.10 Natr.sulf. nahe (gemeinsames Sulfat-Anion). Es steigert die Ausscheidungsfunktionen.
Besonders geeignetes Magnesiumsalz, wenn die Beschwerden in Intervallen auftreten.

Es galt früher als Antipsorikum sowie als »schwächendes« Mittel bei Fieber.

Kopf
Nervöse Kopfschmerzen, Ohrgeräusche, Augenbrennen, Fließschnupfen.

Herz
Kurzatmigkeit, Stechen in der Herzgegend, nächtliches Erwachen mit Herzklopfen.

Gallenwege
Das Mittel besitzt die von allen Magnesiumsalzen deutlichste Wirkung auf das Gallesystem.
Entzündliche und katarrhalische Gallenwegserkrankungen (siehe auch Nr.4 Kal.chlor.), Fettintoleranz.

Besonderer Hinweis: Bei Gallenschmerzen und beginnender Gallenkolik 10–20 Tabl. Magn.sulf. D3 (evtl. D1–D2) in heißem Wasser gelöst, schluckweise trinken.
Nach Bedarf viertelstündlich wiederholen.

Magen-Darm-Trakt
Entzündliche Reizungen der intestinalen Schleimhäute, Gastroenteritis mit spasmophiler Diathese, Abdominalphlethora, Haemorrhoidalbeschwerden.

Harnwege
Stiche und Brennen in der Harnröhre nach dem Wasserlassen, Harn trübe, Ziegelmehlsediment.

Stauungen im kleinen Becken
Kongestive Prostatabeschwerden, uterine Kongestion mit Dysmennorrhoe und Kreuzschmerzen.

Rheumatoide Muskelschmerzen, nächtliches Hautjucken.

Dosierung
In dringenden Fällen D1–D2, sonst D3–D6,
mehrmals tägl 2–4 Tabl.

Biochemische Salben

Schüßler hat die biochemischen Salze auch äußerlich angewandt. Schon vor Jahrzehnten wurden sie von verschiedenen Firmen in Salbenform hergestellt. In geeigneten Fällen kann die innerliche Behandlung mit ihnen unterstützt werden. Von Fall zu Fall wird die biochemische Salbe dem zur oralen Anwendung verordneten biochemischen Mittel entsprechen; es kann aber auch eine andere Salbe zweckmäßiger sein. Die wichtigsten Anwendungsgebiete sind jedoch die Krankheitserscheinungen der Haut. Analog der innerlichen Anwendung der biochemischen Mittel sind die Indikationen weniger durch die klinischen Bezeichnungen der Krankheiten zu definieren als vielmehr durch die Spezifität des pathologischen Vorganges. Es ist daher das unter dem Kapitel »Systemerkrankungen« Exsudate – Transsudate – und Hauterkrankungen aufgeführte nachzulesen.

Formen der Applikation der Biochemischen Salben:

1. Leichtes Auftragen
2. Auftragen und Einmassieren
3. Salbenverband über Nacht
4. Dauerverband über längere Zeit
5. Applikation auf die Nasenschleimhaut bei Erkrankungen des Nasenrachenraumes und bei Nebenhöhlenerkrankungen

Die biochemischen Salben werden mit einer fetthaltigen Grundlage hergestellt. Dadurch sind einige Kontraindikationen zu beachten: z.B. akutes Ekzem, fettunverträgliche Unterschenkelgeschwüre usw. Ebenso dürfen Salben, sofern sie Vaseline enthalten, nicht im Kopfhaar verwendet werden, weil Vaseline nicht verseifbar und deshalb kaum zu entfernen ist (Packungsaufschrift beachten).

In diesen Fällen kann man 10–20 Tabletten in Wasser auflösen und als feuchten Umschlag oder feuchte Kammer anwenden.

Biochemische Salbe Nr. 1
Calcium fluoratum

> Calcium fluoratum fördert die Bildung elastischer Fasern des Bindegewebes und hemmt dessen kollagenen Umbau; es hemmt die Keratinsynthese.

Anwendungsgebiete:

Hyperkeratose (Erweichung harter Krusten chronischer Ekzeme etc.), Fissuren, verhärtete Lymphknoten, Bänderschwäche, Kapselschrumpfung, arthrotischer Gelenke (nächtliche Salbenpackung).
Harte Bindegewebsstruma. Bei hypothyreoter Struma ist die Einreibung (nicht Massage!) des vorderen Halses empfehlenswert.

Knoten der Brustdrüsen (nach vorherigem Ausschluß eines bösartigen Prozesses), harte Krampfaderknoten, Frostbeulen im nichtentzündlichen Stadium, Narbenpflege.

Bei schwer heilenden Geschwüren hat sich sanftes Einmassieren der Salbe Nr. 1 in die Ulcusumgebung bewährt.

Bei gelegentlich schmerzhaft pulsierenden Schläfenarterien älterer Patienten ist die lokale Anwendung dieser Salbe empirisch bewährt (Abklärung Arteritis temporalis!).

Calc.fluor.-Salbe ist seit vielen Jahren zu kosmetischen Zwecken für die gesunde Gesichtshaut beliebt.

Biochemische Salbe Nr. 2
Calcium phosphoricum

Calcium phosphoricum fördert Knochenwachstum und -reifung. Es ist ein Regulativ bei der Eiweißsynthese der Zellgewebe.

Anwendungsgebiete:

Bei Knochenfrakturen zur Beschleunigung der Kallusbildung, Schmerzen alter Knochenbrüche bei Wetterwechsel, bei Kindern sog. Wachstumsschmerzen in den langen Röhrenknochen, bes. der Unterschenkel, sowie Belastungsschmerzen, besonders an den Symphysen.

Neigung zum Schwitzen an Händen und Füßen, chronische Ekzeme mit weiß-gelblichen Absonderungen und Krustenbildung, skrofulöse Hautausschläge, Ernährungsstörungen der Haut, Neigung zu Wundsein und Aufliegen – auch zur Vorbeugung, Pruritus ani, Schwellungen der Gelenke, sofern diese warm sind.

Bewährt hat sich diese Salbe ferner bei Schmerzen mit Taubheitsgefühl oder Kribbeln, bes. bei kaltem Wetter und mit nächtlicher Verschlimmerung.

Biochemische Salbe Nr. 3
Ferrum phosphoricum

Ferrum phosphoricum reguliert den Tonus der Muskulatur und wirkt in dieser Weise besonders auf die Gefäßmuskulatur.

Anwendungsgebiete:

Akute Entzündungen, mit den Kennzeichen Rötung, Schwellung, Brennen und Spannungsgefühl, sofern Fettverträglichkeit gegeben ist.
Sonnenbrand, Panaritium, schmerzhafte Hämorrhoidalknoten, Verbrennungen ersten Grades, banale Wunden und Verletzungen.

Zur sanften Massage bei Quetschungen und Verstauchungen, zur Nachbehandlung von Verrenkungen. Frische Blutergüsse. Nach abklingen der Schmerzen jedoch zur besseren Resorption des Ergusses die biochemische Salbe Nr. 11 – Silicea anwenden.

Zur Massage bei Gelenkschmerzen mit Schwellung und Rötung, auch bei Gicht.
Beliebt ist die Salbe als Massagemittel bei kalten Füßen.

Bei brennenden und geröteten Augenlidern infolge Überanstrengung sind diese vor dem Schlafengehen sanft zu bestreichen.

Versuchsweise auch als Massagemittel bei hypertoner Skelettmuskulatur. Diese Salbe ist die am häufigsten gebrauchte. Sie sollte möglichst frühzeitig zur Anwendung gelangen.

Biochemische Salbe Nr. 4
Kalium chloratum

Kalium chloratum ist das Mittel für das 2. Entzündungsstadium sowie für fibrinöse Entzündungen und fibrinhaltige Ergüsse. Die biochemische Salbe Nr. 4 kann meist auf die Salbe Nr. 3 folgen.

Anwendungsgebiete:

Frisch verheilte Wunden zur besseren Narbenbildung; mit Vorsicht bei subakuten Ekzemen wegen möglicher Fettunverträglichkeit.

Andere Hautausschläge mit hellen Borken oder mehlartigen Belägen. Zur Einreibung bei Sehnenscheidenentzündungen sowie Gelenkschwellungen nach Sturz oder langdauerndem Druck. Schmerzhafte Frostbeulen.

Biochemische Salbe Nr. 5
Kalium phosphoricum

Kalium phosphoricum ist das Hauptmittel für die Erhaltung der Zellen und Gewebe und für die Nervenfunktion.

Anwendungsgebiete:

Schlecht heilende Wunden und Geschwüre, Gewebsquetschungen, alle Hautschäden mit stinkender Absonderung, zur Massage der Extremitäten nach Überanstrengung oder bei Schwäche, wie Schreibkrampf, Wadenkrampf, auch bei solchen Muskelkrämpfen, die durch Krampfadern bedingt sind. Ein Versuch ist angezeigt bei Nervenschmerzen und bei der Alopecia areata.

Biochemische Salbe Nr. 6
Kalium sulfuricum

Kalium sulfuricum ist das Hauptmittel für das 3. Entzündungsstadium sowie das Funktionsmittel der epithelialen Gewebe.

Anwendungsgebiete:

Hautschäden mit eitrig-schleimigen Absonderungen. Eiternde, nicht stinkende Wunden, nach Verbrennungen 2. Grades, Kopfgrind.

Bei chronischer Rhinitis mit gelb-schleimiger Absonderung kann die Applikation einer erbsengroßen Menge dieser Salbe in die Nase empfohlen werden. Bei chronischer Lidrandentzündung (Blepharitis) sind die Lidränder mehrmals täglich zu bestreichen, bei pustulösen und papulösen Hautausschlägen ist ein Salbenverband angezeigt.

Die Kalium-sulfuricum-Salbe ist ein ausgezeichnetes Hautpflegemittel bei Disposition zu unreiner Haut und Follikulitis.

Biochemische Salbe Nr. 7
Magnesium phosphoricum

Magnesium phosphoricum hemmt die neuromuskuläre Impulsübertragung und erniedrigt den Muskeltonus.

Anwendungsgebiete:

Bei Krampfzuständen der quergestreiften Muskulatur (Wadenkrampf etc.) die Salbe reichlich und kräftig einmassieren.

Bei Krämpfen und Koliken im Abdomen sanft, kreisförmig einreiben; bewährt bei Magenkrämpfen, krampfartigen Schmerzen der Blase und Kolikschmerzen des Dickdarmes. Im letzteren Falle dem Kolonverlauf in Richtung der Peristaltik folgend einreiben. Anwendung auch als Gleitmittel bei der Kolonmassage nach Vogler.

Günstige Wirkung bei Neuralgien der Gliedmaßen, des Nackens und der Schultern bei Schmerzen und Verspannung.

Ein Versuch lohnt oft bei Gesichts- und Interkostalneuralgie, ferner bei Zittern und Zucken der Extremitäten (bei Mißerfolg Nr. 3 – Ferrum-phosphoricum-Salbe versuchen).

Bei vom Nacken aufsteigenden Kopfschmerzen sowie angiospastischer Migräne mit Druckempfindlichkeit des hinteren, unteren Schädelrandes – Massage der Kopfschwarte.
Bei Afterschließmuskelkrampf und Pruritus ani – Einreibung der Afterumgebung und vorsichtiges Einbringen der Salbe in den Mastdarm in der Umgebung des Sphinkters.

Biochemische Salbe Nr. 8
Natrium chloratum

Natrium chloratum reguliert den Flüssigkeitshaushalt der Gewebe.

Anwendungsgebiete:

Leider wird die Salbe infolge ihres Fettgehaltes auf nässenden Hautausschlägen meist schlecht vertragen. In diesem Falle ist eine Tablettenauflösung von Natrium chloratum D3 oder D6 vorzuziehen.

Günstige Ergebnisse bei Blasenausschlag (wasserheller Inhalt), trockene Ausschläge mit weißlichen Schuppen, Seborrhoe, Akne an der Stirnhaargrenze, Pubertätsakne, chron. Urtikaria, spröde Fingernägel.

Schüßler empfiehlt die äußere Anwendung von Natrium chloratum bei Gürtelrose.

Bei Fließschnupfen eine erbsengroße Menge der Salbe auf die Nasenschleimhaut bringen und in der Nase verteilen.

Biochemische Salbe Nr. 9
Natrium phosphoricum

Natrium phosphoricum fördert die Ausschwemmung saurer Endprodukte des Stoffwechsels und reguliert den Fettstoffwechsel der Gewebe.

Anwendungsgebiete:

Bläschenausschlag mit honiggelbem Inhalt, die knotig-eitrige Form der Akne vulgaris (Anwendung im Wechsel mit Silicea-Salbe).

Anschwellung der Talgdrüsen, Lymphknotenschwellungen bei harnsaurer Diathese, dgl. bei Kindern mit sauren Schweißen, Milchschorf und anderen skrofulösen Hautausschlägen.

Gelegentlich hilfreich bei rheumatischen Schwellungen der kleinen Gelenke.

Biochemische Salbe Nr. 10
Natrium sulfuricum

> Natrium sulfuricum fördert den Säftestrom der mit Stoffwechsel-Endprodukten beladenen Körperflüssigkeiten.

Anwendungsgebiete:

Hautausschläge mit gelblich-wässriger, gelbgrüner oder grünlich-eitriger Absonderung.
Hautausschläge mit gelblichen Schuppen (nicht Krusten!).

Frostbeulen (frische).

Bei stockendem Schnupfen und Stirnhöhlenkatarrh mit Druckgefühl – Salbe in die Nasenhöhle einbringen.

Biochemische Salbe Nr. 11
Silicea

Dieses Mittel mit dem größten Wirkungskreis steht in besonderer Beziehung zum Bindegewebe; sowohl zu den Bindegewebszellen als auch zu den Fasern und der Grundsubstanz. Demgemäß umfangreich ist die Liste der Indikationen, die notgedrungen in dieser Aufstellung unvollständig sein muß.

Anwendungsgebiete:

Abszesse, Gewebseiterungen, Geschwüre, Panaritium, Furunkulose, Eiterpusteln, wie überhaupt alle eitrigen Entzündungen der Haut.

Insbesondere sei auf gute Erfolge bei Onycholysis und Nagelpsoriasis hingewiesen.

Ulcus cruris, sofern überhaupt Salbenverträglichkeit besteht. Bei schwerheilenden Wunden mit mangelhafter Granulation kann mit dieser Salbe oft noch Hilfe geleistet werden.

Bei Verhärtungen und zur Narbenbehandlung.

Bei Fußschweiß mit Zwischenzehenmycosen.

Salbenverbände bei degenerativen Gelenkerkrankungen mit Verhärtung des Bandapparates können empfohlen werden.

Nackenkopfschmerz mit Knirschen der Halswirbelsäule und schmerzhafter Bewegungseinschränkung sprechen gut auf Einreibungen mit der Silicea-Salbe an.

Zur Hautpflege bei trockener bzw. frühzeitig alternder Haut wird die Salbe seit vielen Jahren erfolgreich gebraucht. Längere Anwendung, abends vor dem Schlafengehen – besonders nach Entfernung kosmetischer Mittel – ist notwendig.

Therapeutische Beispiele

Zwischen der letzten Ausgabe der »Abgekürzten Therapie« Schüßlers und der heutigen Zeit sind einhundert Jahre vergangen. Vieles hat sich inzwischen geändert. Die Krankheitsbilder der Menschen haben sich verstärkt auf andere Gebiete verlagert; manche Krankheiten sind, dank der modernen Medizin, bedeutungslos geworden. Darum soll zuletzt die Handhabung der Biochemie anhand aktueller praktischer Beispiele aufgezeigt werden.

Die biochemische Behandlung von Streßfolgen

Für dieses Indikationsgebiet reicht oft eine rein biochemische Therapie aus, wenn sie systematisch über eine längere Zeit durchgeführt und durch eine zweckmäßige, vernünftige Lebens- und Ernährungsweise ergänzt wird.

Das Hauptmittel ist Nr.5 Kalium phosphoricum.

Erhöhte Reizbarkeit, nervöse Erschöpfung, Schlaflosigkeit, Überempfindlichkeit der Sinnesorgane – insbesonders gegen Licht, Lärm, Berührung, Schmerz, Tremor, Schweißausbrüche, Melancholie,

mehrmals täglich 4 Tabl. D3–D6.

Bei Einschlafstörungen zusätzlich:
Nr. 7 Magn.phos. D3.
Unmittelbar vor dem Schlafengehen 8–10 Tabl. in heißem Wasser gelöst schluckweise trinken.

Das Überforderungssyndrom der Kinder

Typische Befindensstörungen:
müdes, mattes Verhalten, vermindertes Auffassungsvermögen, trotz normaler Intelligenz.

In ausgeprägten Fällen:
Schwächezustände und gelegentliches Fieber, ohne erkennbare Ursache.
Nr. 5 Kal.phos. D6 – mehrmals tägl. 2–4 Tabl.
Bei Besserung: im täglichen Wechsel mit Nr. 2 Calcium phos. D6.
Einschlafstörungen: Nr. 7 Magn.phos. s.o.

Bei Nachtschweißen der Kinder als Streßfolge:
Nr. 2 Calc.phos. D6 6–10 Tabl. in heißem Wasser gelöst vor dem Schlafengehen.
(Ausnahme! Calc.phos. sollte sonst nicht zu dieser Zeit verabreicht werden.)
Kalte Wadenwickel können anfangs unterstützen.

Jugendliche Morgendepression

Abmagerung trotz guten Appetits, oft uncharakterische seelische Verstimmung.
Nr. 8 Natr.chlor. D6.
Morgens und abends 4–6 Tabl.

Jugendlicher Erethismus

Kopfschmerzen, Anämie, Energiemangel, hektisches Verhalten, Unruhe, Beschäftigungsneurosen.
Nr. 2 Calcium phos. D3–D6.
Tagsüber: mehrmals 2–4 Tabl.
Nicht vor dem Schlafengehen wegen physiologischen Absinkens des Ca-Spiegels; dafür Nr. 7 Magn.phos.D3 s.o.

Hypertone Regulationsstörung

Bei geringen Anstrengungen oder Erregung Blutdruckanstieg mit vergrößerter Amplitude, stark klopfendem Puls, Kongestionen in den Kopf- oder Brustraum mit Beengungsgefühlen:
Nr. 3 Ferrrum phos. D6 – 2stündl. 2–4 Tabl. über längere Zeit.
Bei grenzwertig erhöhten systolischen Blutdruck:
Magnesium chloratum D3 – mehrmals tägl.4–6 Tabl.
(Magnesium ist Gegenspieler des Calcium am Herzmuskel. Magn. Phos vorsichtig anwenden. Es begünstigt die Calcium-Bilanz!)

Erhöhte Blut-Harnsäurewerte

Leicht erregbar, aufbrausend, Hyperazidität des Magens, erhöhte Entzündungsneigung.
Nr. 9 Natr.phos. D3 – mehrmals tägl. 4 Tabl.
Charakteristisch: Körperliche Anstrengungen wirken verschlimmernd. (Als Streßfolge eigentlich ungewöhnlich.)

Störungen im Bereich der Gallenwege

Erhöhte Affektivität, Konfliktverhalten, Ärgersymptomatik, Hypochondrie.
Nr. 4 Kal.chlor. D3 – mehrmals tägl. 4 Tabl.

Bei krampfartigen Schmerzen im Oberbauch:
Nr. 7 Magn.phos. – 10 Tabl in heißem Wasser schluckweise trinken, u.U. mehrmals hintereinander.
Nach Abklingen der nervösen Erscheinungen:
Magnesium sulfuricum D3 – mehrmals tgl. 4–6 Tabl. mehrere Wochen lang.

Nebennierenrindenschwäche als Streßfolge

Besonders Frauen – virile Merkmale, Akne-ähnliche Hautausschläge; unterstützend zur sonstigen Behandlung:
Nr. 8 Natr.chlor. D6 – mehrmals tägl. 4 Tabl.

Aerophagie (nervöses Luftschlucken)

Neurotisch, »innerlich verkrampft«, meist familiärer Streß.
Morgens: Nr.5 Kal.phos. D6 – 4 Tabl.
Tagsüber und vor dem Schlafengehen 4–8 Tabl. in heißem Wasser gelöst.

Gedächtnisschwäche als Streßfolge

Regelungsdefekt der Gehirndurchblutung nach geistiger Überanstrengung, Erschöpfung, Störungen der Assoziation mit Verwechseln der Worte, häufigem Versprechen.

Nr. 5 Kal.phos. D3–D6
N. 2 Calc.phos. D3–D6
im täglichen Wechsel zu je 3× tgl. 4–6 Tbl.

Bei Kopfkongestionen

Bei angestrengtem Nachdenken (Personen, denen das Blut leicht zu Kopfe steigt).
Typisches Symptom:
Trotz Müdigkeit und Schlafbereitschaft entsteht Unruhe und Gedankenzudrang im Moment des Niederlegens.
Nr. 3 Ferrum phos. D6–D12 – mehrmals tägl. und vor dem Schlafengehen 2–4 Tabl.

Die biochemische Behandlung von Infekten

Als »Infekt« bezeichnet man die mikrobielle Besiedlung des sterilen Inneren eines Organismus. Dadurch wird die körpereigene Abwehr herausgefordert. Dem Eindringen der Erreger wird auf verschiedenen Ebenen mit unterschiedlichen Abwehrmitteln Widerstand geleistet:

    a) durch die Schleimhäute,
    b) durch die serösen Häute.

Werden diese Barrieren von den Erregern überwunden, so erkrankt unmittelbar das funktionelle Gewebe (Parenchym), dessen Abwehrmöglichkeiten nur beschränkt sind. Die Temperatur-Führungsgröße wird zentral höhergestellt (Fieber – resp. erneutes Ansteigen des Fiebers).

War im Anfang Ferr.phos. (Nr.3 u.a.) zur Unterstützung der Vasomotorenregulation ausreichend, so ist nun Kal.phos. (Nr.5), als Mittel des Zellschutzes, in häufigen Gaben erforderlich.

Therapeutische Beispiele 195

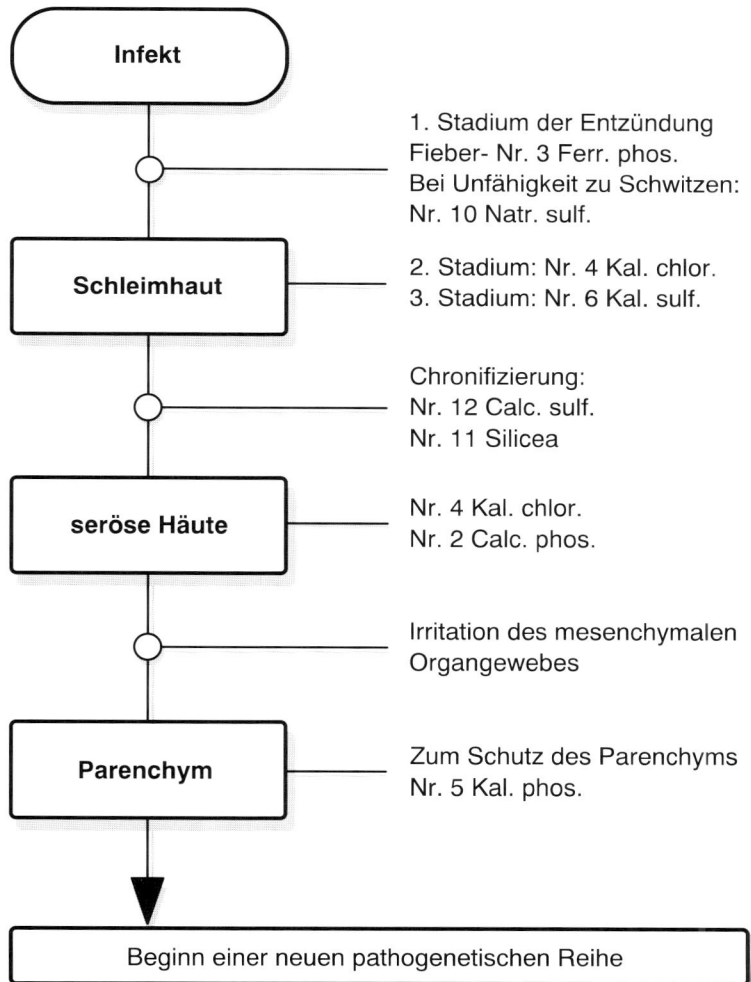

Folgende weitere Verordnungen sind zu empfehlen:

Fieber mit trockener Haut und Schleimhaut	Nr.3 Ferrum phos. alle 10 Min. 1–3 Tabl. oder 20 Tabl. in einem Glas heißem Wasser gelöst, schluckweise trinken. Jedesmal umrühren!
Unfähigkeit zum Schwitzen	Nr.10 Natr.sulf. 10 Tabl. in heißem Wasser gelöst, mehrmals hintereinander
bei Fieber über 39° als Zeichen einer sog. parenchymatösen Entzündung	Nr.5 Kal.phos. je nach Schwere – alle 10 Min. 2–4 Tabl. oder 20 Tabl. in heißem Wasser gelöst, schluckweise trinken. Umrühren!
weiß bis weißlich-graues zähes, fadenziehendes Schleimhautsekret	Nr.4 Kal.chlor. ¼ stündl. 2–4 Tabl.
gelb-schleimiges Schleimhautsekret	Nr.6 Kal.sulf. stündl. 2–4 Tabl.
albuminös-durchsichtiges Schleimhautsekret	Nr.2 Calc.phos. stündl. 2–4 Tabl.

Die biochemische Behandlung des Kopfschmerzes

(Mögliche Grundleiden beachten!)

Nr. 1 Calc.fluor.
Schmerzhafte Nackenmuskulatur. Knacken und Reibegeräusche in der Halswirbelsäule beim Bewegen des Kopfes.
Besserung durch Wärme und Massage, Verschlechterung durch Kälte.

Nr. 2 Calc.phos.
Schmerzen von der Stirn zu Hinterhaupt und Nacken ziehend mit Kältegefühl. Sog. »Schulkopfschmerz« nach geistiger Überanstrengung.
Besserung durch Wärme, Verschlechterung nachts und bei Übergang zu naßkaltem Wetter.

Nr. 3 Ferrum phos.
Kongestive Kopfschmerzen über Augen und Stirn, mit Klopfen, Stechen und Hitzegefühl. Gesicht rot, gelegentlich Nasenbluten.
Besserung durch Kälte oder kalte Aufschläge. Verschlechterung durch Wärme, Kopfbewegungen und besonders Bücken.

Nr. 4 Kal.chlor.
Seltenes Mittel, versuchsweise bei Migräne.

Nr. 5 Kal.phos.
Nervöser Ermüdungskopfschmerz nach geistigen Überanstrengungen, meist im Nacken beginnend (im Gegensatz zu Nr.2 Calc.phos.).
Blasses Gesicht (im Gegensatz zu Nr.3 Ferrum phos.).
Oft mit Schwindel und Ohrensausen; versuchsweise bei Migräne.
Besserung durch Wärme, Verschlechterung durch Kälte.

Nr. 6 Kal.sulf.
Kopfschmerzen bei verminderter Sauerstoffaufnahme, bei dickschleimigen Katarrhen der oberen Luftwege.
Besserung in frischer Luft, Verschlechterung gegen Abend, in geschlossenen Räumen mit schlechter Luft.

Nr. 7 Magn.phos.
Migräneartiger, krampfhafter Kopfschmerz mit Übelkeit und Augenflimmern. Auch neuralgische Formen mit Berührungsempfindlichkeit der Kopfhaut. Besserung durch warme Einpackungen, Verschlechterung durch Kälte.

Nr. 8 Natr.chlor.
Infraorbitalneuralgie, vorwiegend einseitig, mit Sehstörungen.
Beginn des Schmerzes morgens, meist den ganzen Tag über anhaltend, mittäglicher Höhepunkt. Wetterfühlige, schlaflose Menschen. Über Hämmern und Zersprengungsgefühl des Schädels mit begleitender Übelkeit wird meist berichtet.
Besserung durch trockenes, warmes Wetter und Schwitzen, Verschlimmerung durch Tiefdruck-Wetterlage sowie starke Sonnenhitze.

Nr. 9 Natr.phos.
Kopfschmerzen in Stirn und Hinterkopf bei Ausscheidungsgastritis (dyspeptische Beschwerden, Meteorismus), die meist im Zusammenhang mit Diätfehlern auftreten. Begleitendes Hitzegefühl ist häufig.
Verschlechterung bei feuchtkalter Witterung.

Nr. 10 Natr.sulf.
Beschwerden wie bei Nr.9 Natr.phos.
Überempfindlichkeit gegen Geräusche und Licht. Druckgefühl in der Stirn; dabei melancholische Stimmung. Das Mittel ist sehr gut geeignet zur Behandlung von Kopfschmerzen nach Schädeltraumen, auch wenn das Ereignis schon Jahre zurückliegt.
Besserung durch Ruhe, Verschlechterung durch Kälte und Feuchtigkeit jeglicher Art.

Nr. 11 Silicea
Zusatz- resp. Wechselmittel bei allen chronischen Kopfschmerzformen. Häufiger Sitz im Nacken und Hinterkopf, oft von Augen- und Labyrinthsymptomen begleitet. Starkes Kältegefühl, empfindliche Kopfhaut.
Besserung durch warmes Einhüllen des Kopfes, Verschlimmerung durch Kälte.

Die biochemische Therapie psycho-somatischer Krankheitsbilder

Das Flußdiagramm zeigt die Ablaufkette einiger typischer Verhaltensmuster und ihre Transformation in die Regelungsvorgänge bestimmter Funktionen. Psychische Stimmungen erregen korrelativ determinierte Verhaltensstrategien, die während der frühen Zeiten der menschlichen Entwicklung noch durchaus sinnvoll waren. Ihre Freisetzung diente der Situationsbewältigung; ihre Hemmung gegenüber den Artgenossen sicherte die Stabilität der Sozialgemeinschaft. Die Lebensumstände in einer Massengesellschaft übersteigen jedoch mehr oder weniger das angeborene Vermögen des Individuums zu entsprechender Anpassung und Einsicht in die Gegebenheiten unserer zunehmend anonymen Gesellschaftsstruktur. Frustrationen und soziale Sperren überwiegen heute weitaus die Möglichkeiten, individuelle Motivationen zu realisieren. Es kann unter diesen Umständen nicht wundernehmen, daß zunehmend psychoid-somatische Krankheitserscheinungen das Terrain beherrschen. Die alte Hoffnung, derartige Leiden würden sich »nur« im funktionellen Bereich manifestieren, wird täglich durch die Praxis drastisch widerlegt. Sie sind in ihren Vorstadien klinisch schwierig zu bestimmen. Es ist nur eine Frage der Konstitution und der Zeit, wann auch organische Veränderungen in Erscheinung treten. Die biochemischen Vorschläge auf dem Flußdiagramm können darum nicht für die gesamte pathogenetische Reihe Anspruch auf Gültigkeit erheben und sind vorwiegend für die funktionellen Anfangsstadien oder zur Unterstützung weiterreichender Behandlungsmaßnahmen bestimmt.

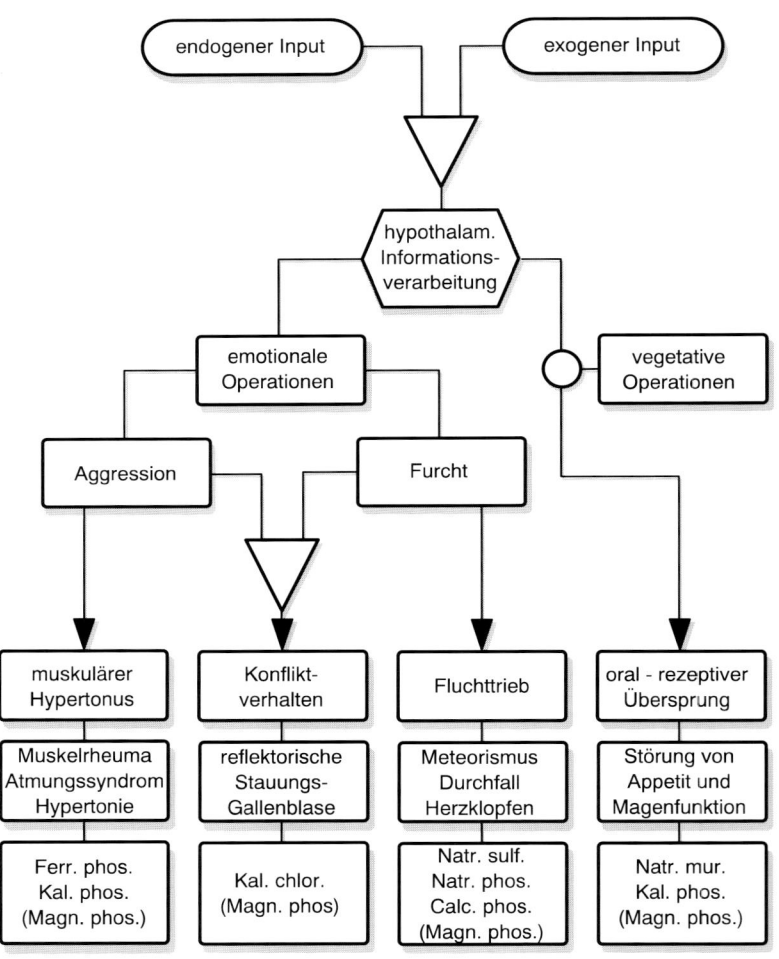

Abb. 7
Psychosomatische Symptomenkomplexe –
biochemische Behandlung

Erläuterungen zum Flußdiagramm:

Funktionelle Abläufe unterliegen hochkomplexen Regelungsvorgängen, die durch spezifische Reize aus der Innen- und Außenwelt (Informationen) bestimmt werden (endogener und exogener Input). Im organisatorischen Zentrum des Zentralnervensystems finden auf der hypothalamischen Ebene die Auswertung und Beurteilung der eingehenden Informationen statt. Dabei müssen teils biologische Zwänge (z.b. Hunger), teils endogene Motivationen (z.b. Ruhe- oder Aktivitätsbedürfnis) vorrangig Berücksichtigung finden. Das Ergebnis wird selten ideal ausfallen und in der Regel lediglich eine Kompromißentscheidung darstellen. In der nächsten Stufe erfolgen emotionale und vegetative Operationen, die der Anpassung oder aktiven Bewältigung der Situation dienen sollen. Diese beiden Operationen stehen grundsätzlich in korrelativer Beziehung zueinander und nicht, wie oft fälschlich dargestellt, im Sinne einer Kausalkette (die vegetativen Abläufe im Flußdiagramm wurden der besseren Übersichtlichkeit wegen weggelassen).

Die wichtigsten emotionalen Antriebe wie der Aggressions-, Flucht- und orale Antrieb fanden Berücksichtigung.

Zur Situationsbewältigung wird gegebenenfalls ein erhöhter Muskeltonus bereitgestellt oder die Fluchtreaktion vorbereitet. Diese Strategien sind solange sinnvoll, wie sie im Ermessen der Person stehen. Gerade das ist heute kaum mehr der Fall – sie bleiben bereits im »Ansatz« stecken und haben ihren Sinn, das Individuum zu schützen und zu bewahren, eingebüßt. Andere Antriebe unterliegen wegen Undurchführbarkeit bzw. Vorliegens angeborener Barrieren endogenen Hemmungsmechanismen und münden in funktionelle Übersprungs- oder Ersatzreaktionen ein (z.B. oral-rezeptiver Übersprung).

Beim Zustandekommen zweier gleichwertiger Antriebe (Aggressions- und Fluchttrieb) entsteht Konfliktverhalten, welches – besonders bei weiblichen Personen – Dyskinesien der Gallenwege mit Unterbrechung des Galleflusses zur Folge haben kann (sog. »Ärger-Symptomatik«). Es ist eine im Grunde ausweglose Situation entstanden; was übrig bleibt, sind die nun sinnlos gewordenen Abweichungen von der normalen Funktion.

Die vorletzte untere Diagramm-Reihe zeigt einige der häufigsten Symptome, die zunächst nur gelegentlich auftreten, letztlich aber in einen Dauerzustand überleiten. Der Zusammenhang mit den Ausgangsbedingungen ist dann nicht immer leicht zu erkennen und erfordert sorgfältiges und gleichzeitig behutsames Vorgehen beim Erstellen der Anamnese; nicht zuletzt jecoch Vertrauen und menschliche Anteilnahme.

Die Lösung des Problems kann, wenn überhaupt, nur in einer Ganzheitstherapie zu finden sein, in der die Verbesserung des konstitutionellen Konzepts und eine Ordnungstherapie der Lebensbedingungen die wichtigsten Schwerpunkte darstellen.

Die Schüßlersche Biochemie kann dabei eine Hilfe sein, wenn auch – wie dargelegt – keine Endlösung anbieten.

Die biochemische Behandlung der Schilddrüsenüberfunktion

Dieses Leiden wurde zu Schüßlers Zeiten zur erethischen Skrofulose gezählt und war unter dem obengenannten Namen noch nicht bekannt.

Demonstrationsbeispiele sollen aufzeigen, in welcher Weise Kombinationen mit Arzneimitteln anderer Richtung möglich sind. Allerdings sollte vermieden werden, die biochemischen Mittel mit essentiellen Mineralstoffen der Homöopathie zusammen zu verordnen, da gegenseitige Störungen nicht auszuschließen sind.

Nr. 1 Calc.fluor. D6–D12
Jugendliche Hyperthyreose mit Struma

Nr. 2 Calc.phos. D6
Hyperthyreose hagerer, abgemagerter Jugendlicher und Erwachsener im mittleren Alter, nächtliches Herzklopfen

Nr. 3 Ferrum phos. D6–D12
Neurovasculärer Erethismus, Blutumlauftörungen, Kongestionen, Hitzewallungen

Nr. 5 Kal.phos. D6
Tachycardie, Extrasystolie, hyperkinetisches Herzsyndrom

Nr. 7 Magn.phos. D3–D6
spasmophile Diathese, Stenocardie (D3), Extrasystolie, spastischer Meteorismus

Magnesium fluoratum D6
Wirkt ähnlich wie Nr.1 Calc.fluor. Hyperthyreote Struma

Calcium chloratum D3
Dämpfende Wirkung auf die Erregbarkeit der Nerven. Thyreotoxikose, Basedow (bewährt sind niedrige Potenzen)

Ferrum sulfuricum D3–D6
Hyperthyreose anämischer, unruhiger Mädchen

Ergänzungsmittel der Biochemie:

Nr. 13 Kalium arsenicosum D6
Anabol-wirkendes Mittel. Angst-, Unruhe- und Schwächezustände, beginnende Herzinsuffizienz

Nr. 14 Kalium bromatum D4–D6
Beruhigungsmittel bei Erregungszuständen und Schlaflosigkeit, phasenweise depressive Verstimmung

Nr. 15 Kalium jodatum D4–D6 (D12)
Weiche, pulsierende Struma, gesteigerter oxidativer Stoffwechsel mit Wärmeunverträglichkeit; erhöhter Blutdruck

Nr. 16 Lithium chloratum D4–D6
Wirkt entgiftend auf das Drüsen- und Nervensystem, bei erhöhter Harnstoff- und Harnsäureausscheidung

Nr. 19 Cuprum arsenicosum –D6
schwache, reizbare Personen, allgemeine Überempfindlichkeit des Nervensystems, Abdominalkrämpfe, Durchfälle bei Basedow

Nr. 21 Zincum chloratum D4–D6
Nervenschwäche, Schlafstörungen, Nervenschmerzen

Nr. 24 Arsenum jodatum D6–(D12)
Thyreotoxische Struma, schwacher, unregelmäßiger Puls, cardiale Dyspnoe

Kombinationen von Basis- und Ergänzungsmitteln:

Nr. 2 Calc.phos. D6 i.W.m. Nr.21 Zinc.chlor. D4
Nervöse Übererregung, Erethismus Jugendlicher

Nr. 2 Calc.phos. D3 i.W.m. Nr.24 Arsen.jod. D6 (D12)
Hyperthyreose, Basedow

Nr.5 Kal.phos. D3 i.W.m. Nr.14 Kal.brom. D4
Nervöse Erregungszustände mit Schlaflosigkeit und Depressionen

Therapeutische Beispiele

Kombinationen von biochemischen und homöopathischen Mitteln:

Nr. 1 Calc.fluor. mit:
Spongia – Conium – Hedera helix – Lapis alb.

Nr. 2 Calc.phos. mit:
Scutellaria lat. – Lycopus virg. – Sulfur jodat. – Cimicifuga (klimakterische Frauen)

Nr. 3 Ferrum phos. mit:
Ferrum jod. – Jaborandi

Nr. 5 Kal.phos. mit:
Leonurus card. – Ammonium valerianicum – (Tct.Valerianae) – Spartium scop. – Chinin.arsen.

Schlußwort

Auf den ersten Blick erscheint die Biochemie eine höchst einfache, sogar zu einfache Methode zu sein. Daß dieser Schein trügt, erkennt man bereits auf den zweiten Blick. Das ist nicht verwunderlich, wenn man in Rechnung stellt, daß der Mineralstoffwechsel auf der untersten Ebene der Lebensfunktionen plaziert. Mineralstoffe sind die ursprünglichsten und einfachsten Lebensstoffe, die der Evolution am Anfang zur Verfügung standen. Dennoch sind sie offensichtlich so elementar, daß das Leben auch später nicht auf sie verzichten konnte.

Die anorganischen Stoffe repräsentieren zugleich:
Baumaterial, Struktur- und Milieubildner des internen Lebensraumes, regelnde und funktionserregende Substanzen, Informationsträger.

Gerade deswegen offenbart sich ihr Wirkungsbereich so vielseitig und nicht selten undurchschaubar oder gar widersprüchlich. Die Beteiligung als Co-Enzym an so vielen verschiedenen Stoffwechselprozessen hat zu Folge, daß sie teils fördernd, teils hemmend wirken. Nicht selten geschieht dies sogar in ein und demselben Funktionskreis. Das übersteigt oft die Vorstellungskraft, wodurch die Frage nach einem »Mangel« oder »Überschuß« gegenstandslos wird. Die hohe Komplexität des Lebens ist mittels einfacher Regeln und Formeln nicht zu beschreiben, und ohne diese Komplexität würde es nicht existieren.

Der Verdacht ist nicht von der Hand zu weisen, daß Schüßler zu dieser Erkenntnis letztlich gelangen mußte. Vielleicht ist das auch der Grund, warum er wiederholt die Forderung stellte, das wissenschaftliche Erkenntnismaterial bei der Mittelfindung heranzuziehen. Es muß ihm aufgefallen sein, daß einfache Erfahrung auf induktiver Basis für seine Biochemie nicht ausreicht. Das würde auch seine ständige Suche nach synthetischen Arbeitsmodellen erklären. Leider entsprach das Wissen seiner Zeit nicht seinem Erkenntnisdrang, und Irrtümer wurden unvermeidlich. Doch sind wir der Überzeugung, daß sein Konzept richtig ist.

Schüßler wurde zum Begründer einer Idee, die bis jetzt noch keinen endgültigen Abschluß gefunden hat. Die enorme Ausweitung des wissenschaftlichen Erkenntnismaterials, das uns Heutigen vorliegt, hat mehr Rätsel zutage gefördert als gelöst. Es scheint, das dies wohl zum Schicksal jeder wissenschaftlichen Entwicklung gehört. Damit erhält auch die Erfahrung in der Praxis einen neuen Stellenwert.

Krankheiten sind keine Defekte einer im wesentlichen fehlerfrei funktionierenden Maschinerie, die der Reparatur bedarf. Sie sind letztlich Überlebensstrategien der Individualperson innerhalb der Grauzone zwischen Chaos und Ordnung. Erkenntnis wird nur durch Suchen und Forschen erworben, das Ziel ist der Weg zu ihr, und noch ist niemand im Besitze der Wahrheit.

Anhang

Kurze Erklärung kybernetischer Grundbegriffe

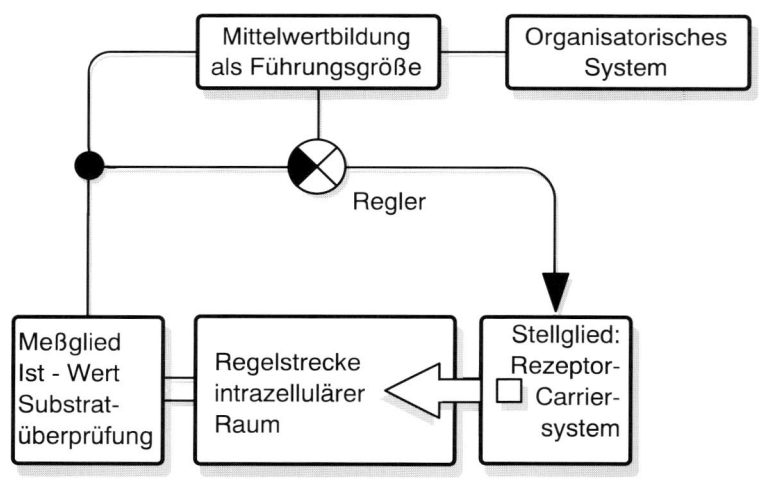

Abb. 8
Kybernetischer Regelkreis am Beispiel
intra- und extra-zellulärer Homöostase

Regelstrecke:

Sie beschreibt praktisch alle biologischen Variablen, Funktionen und Zustände. Sie ist das, was geregelt werden soll. Alle physiologischen Abläufe unterliegen Störungen infolge innerer und äußerer Einflüsse (Regelabweichungen). Ständige Nachregelung ist daher zum Erhalt der Stabilität erforderlich, um chaotisches Verhalten zu vermeiden.

Die Führungsgröße ist eine Konstante, die dem Regler den erwünschten Wert vorgibt – den Sollwert, die Regelgröße.
Sie kann durch die Regelungsoperationen nicht verändert werden (z.B. Körpertemperatur, Calcium- und Blutzuckerspiegel, Muskeltonus usw.). Unter bestimmten Bedingungen ist die Führungsgröße zentral veränderbar, wenn dies die innere oder äußere Situation erfordert.

Soll-Wert:

Gewünschte Impulsstärke, Funktionserregung, abzüglich eventueller Verstümmelung der Information auf dem Informationskanal.

Ist-Wert:

Der tatsächlich vorhandene Ist-Wert, der zum Regler geleitet wird.

Der Regler vergleicht Ist-Wert und Führungsgröße und kann den Soll-Wert entsprechend neu einstellen, falls keine Übereinstimmung besteht.

Die Zeichensymbole

A = Ausgang   E = Eingang

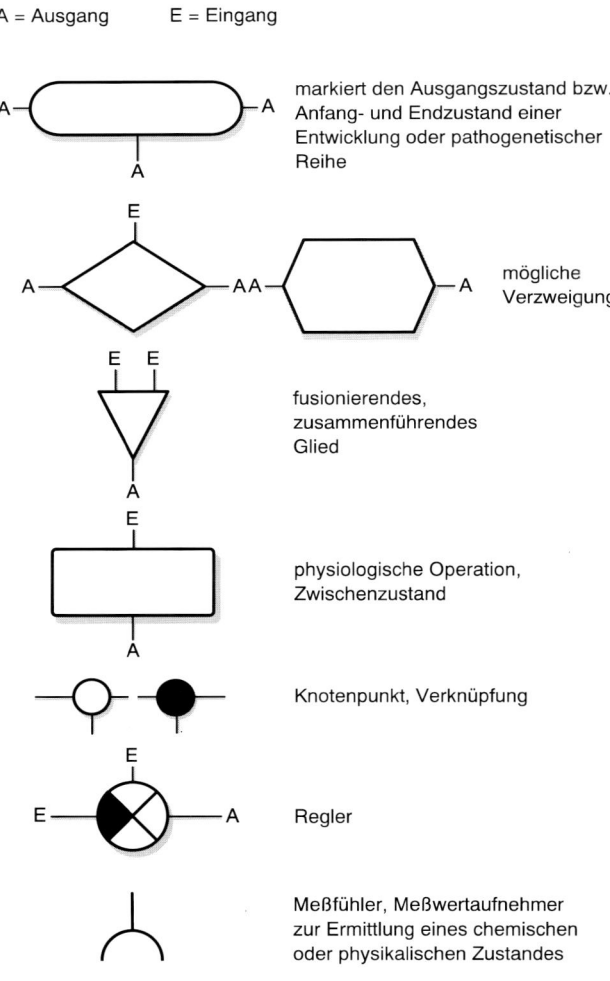

markiert den Ausgangszustand bzw. Anfang- und Endzustand einer Entwicklung oder pathogenetischer Reihe

mögliche Verzweigung

fusionierendes, zusammenführendes Glied

physiologische Operation, Zwischenzustand

Knotenpunkt, Verknüpfung

Regler

Meßfühler, Meßwertaufnehmer zur Ermittlung eines chemischen oder physikalischen Zustandes

Stichwortverzeichnis

Stichwortverzeichnis	Dr. Schüßler	Joachim Broy	Salben nach Joachim Broy
Abdominalplethora		169	
Abszess	108, 111		189
Aerophagie		193	
Akne vulgaris		165	187
Allergien		166	
Alopecia areata	90		183
Anämie	80, 129	169, 170, 192	
Angina tonsillaris	117		
Ängstlichkeit	89, 93		
Aphthen	118		
Asthenopie, nervöse	142		
Asthma	138	166	
Augenerkrankungen	141		
Bandscheibenbeschwerden		162	
Basedow		166	
Bindegewebsverhärtungen	108		
Blähungskolik	107, 134		
Blasenkatarrh	100		
Bleichsucht	128, 129	169	
Blennorhoe		165	
Blepharitis	141		184
Blutergüsse			181
Blutungen	85, 148		
BWS-Syndrom		162	
Chlorose	82	128, 129	
Colitis	133		

Stichwortverzeichnis

Stichwortverzeichnis	Dr. Schüßler	Joachim Broy	Salben nach Joachim Broy
Depression	89	160	192
Diarrhoe	83, 90, 98, 102, 107, 139, 169		
Dysmennorrhoe	146	177	
Dyspepsie		159	
Entzündung	83, 87		181
Erethismus		192	
Exsudate, verhärtete	77		
Extrasystolie		203	
Fettintoleranz		176	
Fettleber		162	
Fieber	115	196	
Fissuren			179
Fließschnupfen		176	186
Fokalinfekte		162	
Follikulitis			184
Frakturen			180
Frostbeulen	88, 127		182, 188
Furunkel	108, 127		
Furunkulose		165	189
Fußschweiß			189
Gallenfieber	107		
Gallenkolik	134	176	
Gallenwegserkrankungen		176	
Ganglion	147		

Stichwortverzeichnis

Stichwortverzeichnis	Dr. Schüßler	Joachim Broy	Salben nach Joachim Brcy
Gastritis	93, 133		
Gastroenteritis		176	
Gebärmutterblutungen	77		
Gedächtnisschwäche	89	193	
Gehirnerschütterung	144		
Gelenkrheumatismus, akuter	85, 88, 102		
Gelenkschmerzen			181
Gerstenkörner	108, 141		
Gesichtsrose	93		
Gicht			181
Gliederschmerzen	135		
Gürtelrose	88		
Haemorrhagie		170	
Hämorrhoidalknoten	77		181
Hämorrhoiden	146		
Hängebauch	77		
Harnverhaltung	145		
Hautkrankheiten	120		
Heiserkeit	137		
Hepatitis		174	
Hepatitis, chronische		162	
Heuschnupfen		175	
Hexenschuß	135		
Hordeolum	141		
Hüftgelenkentzündung	128		
Hüftschmerzen	135		
Husten – Krampfhusten	137		
HWS-Syndrom		160, 162	
Hydrämie	97, 107		
Hydrocephaloid	144		
Hydrops genu	135		

Stichwortverzeichnis

Stichwortverzeichnis	Dr. Schüßler	Joachim Broy	Salben nach Joachim Broy
Hygroma patellae	135		
Hyperazidität		192	
Hyperkeratose			179
hyperkinetisches Herzsyndrom		174, 203	
Hyperthyreose		203, 204	
Hyperurikämie		192	
Hypopyon	142		
Impetigo		165	
Incontinentia urinae	85, 145	170	
Infekt		194	
Iritis	142		
Ischias	111		
Kallus	80		
Karbunkel	127		
Katarrh	88, 100, 107, 111	169	
Kephalhämatom	77		
Kinnbackenkrampf	136		
Knochenbrüche	80, 109		180
Kolik			185
Kollagenosen		167	
Kongestion		170, 174, 192, 203	
Konjunktivitis	85, 88, 100		
Kopf- und Gesichtsschmerzen	131		
Kopfgrind			184
Kopfkongestionen		193	

Stichwortverzeichnis	Dr. Schüßler	Joachim Broy	Salben nach Joachim Broy
Kopfschmerz, neuralgischer		175	
Kopfschmerzen	100	169, 176	
Krämpfe	89, 95		185
Krampfhusten	96		
Kraniotabes	80		
Kribbeln	80, 135		
Krupp	117		
Lähmungen	95		
Lähmungsgefühl	89		
LWS-Syndrom		162	
Magenerweiterung	134		
Magengeschwür	90, 134		
Magenkrampf	96		
Masern	93, 146		
Mastitis	88, 108		
Melancholie		191	
Meningitis	119		
Menstrualkolik	146		
Meteorismus, spastischer		174	
Migräne		197, 198	
Milchschorf	108		187
Milzerschlaffung		169	
Mundfäule	90, 117		
Muskelatrophie, progressive	90		
Nackenschmerzen	135		
Nagelpsoriasis			189
Nervenschmerzen		166	

Stichwortverzeichnis

Stichwortverzeichnis	Dr. Schüßler	Joachim Broy	Salben nach Joachim Broy
Nervenschwäche	89	175	
Nesselausschlag	126		
Neuralgien		169, 175, 198	185
Nierenkrankheiten	145		
Obstipation	107	159	
Obstipation, habituelle	85		
Obstipation, hepatogene		174	
Ödem	107	165	
Ohrenkrankheiten	143		
Onycholysis			189
Otitis media	85, 93		
Ozaena	143		
Panaritium	127		181, 189
Pemphigus	126		
Perikarditis	119		
Periostitis	127		
Pharyngitis	85, 93		
Pleuritis	119		
Podagra	102, 111		
Polypen	111		
Polyposis	120		
Prostatabeschwerden		177	
Pruritus		159, 175	
Pruritus ani			180, 185
Pubertätsakne			186, 187
Puritus vaginae	82		
Puritus, allg.	82		

Stichwortverzeichnis

Stichwortverzeichnis	Dr. Schüßler	Joachim Broy	Salben nach Joachim Broy
Rachitis	80, 128		
Reizungshyperämie	83		
Rheumatismus, akuter	111		
Rheumatismus, chronischer	111		
Rhinitis			184
Rippenfellentzündung	88		
Rückenschmerzen	135		
Salzfluß	98		
Säurekrämpfe	102		
Scharlach	93		
Schlaflosigkeit	89	191	
Schleimhauterkrankungen	119		
Schmerzen	82, 85, 89, 93, 95, 107, 131		
Schmerzen, lähmende	135		
Schnupfen	143		
Schwindel	93, 137		
Scorbut	117		
Seborrhoe			186
Seekrankheit	138		
Sinusitis		162	
Sklerodermie		167	
Skrofulose		130, 165	
Sonnenbrand			181
Soor	118		
spasmophile Diathese		203	
Spasmophilie		166	
Stauungsgallenblase		174	
Steißbeinschmerz		162	
Stimmritzenkrampf	96, 136		
Stirnhöhlenkatarrh			188

Stichwortverzeichnis

Stichwortverzeichnis	Dr. Schüßler	Joachim Broy	Salben nach Joachim Broy
Streßfolgen		191	
Struma	144	162, 203	
Systemerkrankungen	119		
Tachycardie		203	
Taubheitsgefühl	80		
Tendovaginitis	147		
Torticollis		160	
Tremor		191	
Tubenkatarrh	100		
Überforderungssyndrom der Kinder		191	
Ulcus cruris	127		139
Urtikaria		166	
Urtikaria, chron.			136
Venenentzündungen		159	
Venöse Stauung		162	
Verbrennungen	88, 126		181, 184
Verbrühung	126		
Verletzungen	147		181
Verstauchungen			181
Wadenkrampf	96, 136		183, 185
Warzen	127		
Wunden			182, 183

Stichwortverzeichnis	Dr. Schüßler	Joachim Broy	Salben nach Joachim Brcy
Zahnen	80, 132		
Zahnfleischblutungen	117		
Zahnschmerzen	98, 100, 111, 132		

Erschienene Werke im Klaus Foitzick Verlag, München

»Sucht-Therapie mit Akupunktur«
von Gerhard Jedicke

168 Seiten, Paperback, Fadenheftung, 20 Grafiken
Ladenpreis DM 39,– incl. MwSt.

Gerhard Jedicke stellt mit der neuesten Auflage seines Werkes einen aktuellen und vollständigen Leitfaden für die Sucht-Therapie mit Hilfe der Akupunktur vor.

Der Autor führt den Leser detailliert in den Problemkreis der Sucht-Therapie ein und bietet ein abschließendes Therapiekonzept an.

Das schrittweise Vorgehen bei der Therapie, die Besprechung der medizinischen Geräte, Rezepturen und viele weitere Hilfestellungen lassen dieses Werk sowohl für Anfänger wie auch für Fortgeschrittene zu einem unverzichtbaren Lehrbuch werden.

»Tee-Rezepte«
von Günther Lindemann

184 Seiten, Pappband, Fadenheftung, 9 Farbabbildungen
Ladenpreis DM 39,– incl. MwSt.

Es ist Mode geworden, Heilpflanzen ausschließlich über einzelne Inhaltsstoffe zu beurteilen. Die klassische Tee-Verordnung begreift die Drogen als Ganzheit. Ihre therapeutische Wirksamkeit resultiert aus der unübersehbaren Vielzahl sich gegenseitig beeinflussender Einzelkomponenten. Jedermann, der sich intensiv mit Heilpflanzen beschäftigt, weiß sowohl aus eigener wie auch aus überlieferter Erfahrung, wie umfassend »seine« Pflanzen für sich allein oder in Kombination wirken. Dieses Buch bietet als Zusammenstellung erprobter Tee-Rezepte dem Anfänger wie auch dem Erfahrenen überzeugende Therapiekonzepte, die nach klassischen Indikationen geordnet sind.

Mit diesem Werk kann sich jeder von der therapeutischen Stärke und Originalität der Heilpflanzen überzeugen.

Erschienene Werke im Klaus Foitzick Verlag, München

»Repertorium der Irisdiagnose«
von Joachim Broy

648 Seiten, 35 Farb- und 477 Schwarzweiß-Abbildungen, hochwertiges Kunstdruckpapier, Leinen gebunden, Fadenheftung
Ladenpreis DM 190,— incl. MwSt

Das wohl umfassendste Nachschlagewerk der Irisdiagnose ist für den Lernenden wie auch für den mit der Materie vertrauten Leser gleichermaßen geeignet. Über 500 von Joachim Broy selbst angefertigte Bildtafeln zeigen die iridologischen Phänomene, die alle in gewohnt kompetenter Weise erklärt werden. Dabei werden Verknüpfungen zwischen dem naturheilkundlich-traditionellen Denkmodell und der modernen Pathophysiologie aufgezeigt.

Der praxiserfahrene Autor gibt darüber hinaus einen Überblick über die zirkuläre Topographie, der mit Therapiehinweisen verknüpft ist.

Schließlich wird der Leser von dem Bemühen um eine einheitliche Nomenklatur profitieren, das einen wichtigen Schritt zur Vereinigung der verschiedenen Strömungen in der Irisdiagnostik darstellt.

Direktbestellungen an:

Klaus Foitzick Verlag
Hildebrandstraße 9 · 80637 München
Telefon 089 / 1 59 66 41

Erschienene Werke im Klaus Foitzick Verlag, München

»Die Konstitution«
von Joachim Broy

387 Seiten, Leinen gebunden, Fadenheftung, 56 Farbabbildungen, 50 Grafiken
Ladenpreis DM 94,– incl. MwSt

Basierend auf der antiken Temperamentslehre sowie der humoralpathologischen Tradition entwirft Joachim Broy ein detailliertes, praxisbezogenes konstitutionelles System. Neben der notwendigen Begriffsbestimmung erfolgt ein Abriß der konstitutionellen Entwicklung. Im speziellen Teil stellt er die Konstitutionen und Diathesen mit ihren morphologischen und augendiagnostischen Merkmalen vor. Neben pathogenetischen Hinweisen erfolgt dann jeweils ein umfangreicher Therapieteil. Der erfahrene Behandler stellt hier phytotherapeutische, homöopathische, biochemische und spagyrische Therapiekonzepte vor, die oft mit diätetischen Hinweisen versehen sind. So wird auch der augendiagnostisch nicht Erfahrene in die Lage versetzt, eine konstitutionsbezogene Diagnostik und Therapie in seiner Praxis durchzuführen.

Das Buch ist auch für Besitzer der ersten Auflage durch Aufnahme weiterer Konstitutionen, eines umfangreichen neuen Therapiekonzepts und unter anderem durch Aufnahme der klassischen Temperamentslehre sehr interessant.

Direktbestellungen an:

Klaus Foitzick Verlag
Hildebrandstraße 9 · 80637 München
Telefon 089/1596641